Aljoscha A. Schwarz
Ronald P. Schweppe

Gewürzheilkunde

Die Geheimnisse von Anis, Galgant, Vanille & Co

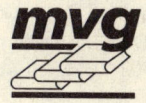

Die Deutsche Bibliothek – CIP-Einheitsaufnahme

Schwarz, Aljoscha A.:
Gewürzheilkunde : die Geheimnisse von Anis, Galgant, Vanille
& Co. / Aljoscha A. Schwarz ; Ronald P. Schweppe. [Photogr.:
Wolfgang Pfau]. – Landsberg am Lech : mvg-verl., 1996
  (mvg-Paperbacks ; 535)
  ISBN 3-478-08535-7
NE: Schweppe, Ronald P.:; GT

Das Papier dieses Buches wird möglichst umweltschonend hergestellt und
enthält keine optischen Aufheller.

Umschlaggestaltung: Wolfgang Pfau, Baldham und Vierthaler & Braun,
München
Photographien: Wolfgang Pfau, Baldham
Satz: Fotosatz H. Buck, Kumhausen
Druck- und Bindearbeiten: Presse-Druck, Augsburg
Printed in Germany 080 535/7966902
ISBN 3-478-08535-7

Inhalt

Farbabbildungen der
Gewürze in der Buchmitte

Das Geheimnis der Gewürze

Tag für Tag verwenden wir die unterschiedlichsten Gewürze in der Küche und machen uns dabei nur wenig Gedanken darüber, was für wunderbare Gaben der Natur sie doch sind. Mit Gewürzen als Lebensmittel sind wir eben gut vertraut. Weniger bekannt ist hingegen, daß Gewürze wesentlich mehr sind als lediglich Lebensmittel, die unseren Speisen den letzten Pfiff geben – nämlich ganzheitlich wirksame, kraftvolle Heilmittel.

Während die Kräuterheilkunde im Zusammenhang des neuerwachten Interesses an alternativen, sanften, natürlichen Heilmethoden heute wieder viele Anhänger hat, wissen nur wenige über die starken Heilkräfte der Gewürze Bescheid. Doch es lohnt sich, sich mit der uralten Kunst der Gewürzheilkunde eingehender zu befassen. Denn die Gewürze vereinen stoffliche und energetische Heilkräfte in sich; sie wirken auf materieller *und* seelischer Ebene.

In unserem ersten Buch über die heilende Wirkung der Gewürze[1] haben wir ausführlich über die Art und Weise, wie Gewürze die Seelenkräfte harmonisieren, gesprochen. Aufgrund des großen Interesses an der neuen Gewürzheilkunde und zahlreicher Anfragen, wollen wir in diesem Buch vor allem die Wirkung der Gewürze im körperlichen Bereich behandeln.

Nachdem wir Ihnen einiges Wissenswerte über die Geschichte der Gewürze und der Gewürzheilkunde sowie die Art und Weise, in der Gewürze Körper, Seele und Geist positiv beeinflussen können, berichtet haben, werden wir Ihnen 28 wichtige Gewürze vorstellen und Sie über die Herkunft, Art und Wirkung des jeweiligen Gewürzes und über seine Einsatzmöglichkeiten informieren. Danach erfahren Sie, wie Sie mit Gewürzen richtig umgehen und wie Sie kraftvolle Heilmittel aus Gewürzen herstellen können. Im darauffolgenden Hauptabschnitt wird es dann ganz konkret: Wir stellen über 60 Krankheitsbilder und ihre Be-

---

[1] *Heilen mit Gewürzen.* Knaur, München 1996

handlung mit Hilfe der Gewürze dar. Darüber hinaus wollen wir aber auch versuchen, die seelischen Hintergründe der angesprochenen Krankheiten zu erläutern.

Die Gewürzheilkunde ist eine sanfte und ganzheitliche Naturmedizin. Außerdem besitzt sie einige wichtige Eigenschaften, die sie auch innerhalb der Naturheilkunde auszeichnen. Gewürze sind konzentrierte Heilmittel, die sowohl auf stofflicher als auch auf seelischer Ebene wirken, die in verschiedenster Weise eingesetzt werden können, die jederzeit leicht verfügbar sind und die haltbar sind, also ihre Kraft über längere Zeit bewahren und deshalb beispielsweise auch im Winter zu Verfügung stehen.

Tauchen Sie nun mit uns ein in die geheimnisvolle und wunderbare Welt der Gewürze!

Gewürze, Kräuter, Würzmittel

Es ist gar nicht leicht zu bestimmen, was Gewürze eigentlich sind. Es gibt Dutzende von Definitionen, und jede lautet anders. Im dtv-Brockhaus finden wir beispielsweise unter dem Stichwort *Gewürze*: „**Gewürze** [zu Wurz ‚Kraut‘], Würzkräuter; Stoffe, die Lebensmitteln zur Geschmacksverbesserung in meist kleinen Mengen zugesetzt werden, z.B. Salz.“

Im *Deutschen Lebensmittelbuch* findet sich dagegen folgende Definition: „Gewürze sind Teile einer bestimmten Pflanzenart, nicht mehr als technisch notwendig bearbeitet, die wegen ihres natürlichen Gehaltes an Geschmacks- und Geruchsstoffen als würzende oder geschmacksgebende Zutaten zum Verzehr geeignet und bestimmt sind.“

Nach dieser Definition ist beispielsweise Salz kein Gewürz, obwohl es in der ersten Definition sogar als charakteristisches Beispiel genannt wurde. Beide Definitionen gehen dagegen gar nicht auf das ein, worauf es uns gerade ankommt: auf die Heilkraft der Gewürze. Darüber hinaus

9

gibt es auch noch künstliche „Gewürze", tierische Würzmittel oder ganz andere natürliche Stoffe, die als Gewürze in der Küche und in der Heilkunde eingesetzt werden können.

Wir wollen die verschiedenen, als Gewürze bezeichneten Stoffe in sechs Gruppen einordnen:

Klassische Gewürze

Die „klassischen" Gewürze sind die Gewürze des Orients, die schon vor Tausenden von Jahren über geheime Handelswege nach Europa kamen. Diese Gewürze sind stets Pflanzenteile; die klassischen Gewürze entsprechen jeder Definition von Gewürzen und spielen somit eine zentrale Rolle. Zu den klassischen Gewürzen gehören Gewürznelken, Ingwer, Kardamom, Pfeffer, Muskatnuß, Mazis und Zimt.

Die Gewürze der Neuen Welt

Columbus zog aus, Indien und das „Land, in dem der Pfeffer wächst" zu finden, doch er landete in Amerika, als er glaubte, den Seeweg nach Indien gefunden zu haben, und nannte die vorgelagerten Inseln „Westindische Inseln". Und tatsächlich fand er auch einige Gewürze. Diese neuen Gewürze sind ebenso interessant wie die klassischen Gewürze. Zu den neuen Gewürzen zählen beispielsweise Chili, Piment oder Vanille.

Heimische Gewürze

Auch bei uns in Europa gibt es durchaus wertvolle Gewürze. Meist sind dies Samen von Würzpflanzen. Manche davon sind tatsächlich in Europa heimisch, andere wurden bereits vor langer Zeit hierher gebracht. Der besondere Vorteil dieser Gewürze ist, daß wir die Pflanzen, die diese Gewürze liefern, zum Teil selbst in unserem Garten ziehen können – die beste Möglichkeit also, an frische und gesunde Gewürze zu kommen! Zu dieser Gruppe gehören beispielsweise Anis, Dill, Fenchel, Koriander und Kümmel.

Würzkräuter

Kräuter kann man nicht nur frisch verwenden, sondern auch trocknen und haltbar machen. Manche dieser Kräuter behalten ihre Kraft und ihren Geschmack recht lange, und man setzt sie im Grunde als Gewürze ein. Zu den Kräutern, die im getrockneten Zustand zu „Gewürzen" werden, gehören zum Beispiel Rosmarin, Salbei oder Thymian.

Würzmittel

Bisher war immer von Pflanzenteilen die Rede. Es gibt jedoch auch einige Stoffe, die im Alltag häufig zum Würzen verwendet und daher mitunter als Gewürz bezeichnet werden. Dabei kann man zwischen natürlichen Stoffen, wie Salz oder Zucker, und chemischen Substanzen, wie Cyclamat oder Glutamat, unterscheiden. Darüber hinaus gibt es auch noch tierische Würzmittel, wie Sardellenpaste oder Moschus.

Andere Gewürze

Wir haben bereits angesprochen, daß es einige natürliche Stoffe gibt, die zwar zum Würzen eingesetzt werden können, die aber als Gewürze kaum bekannt sind. Dazu gehören auch einige uns wohlvertraute Stoffe, wie beispielsweise Honig, andere, die manche von uns kennen, wie Trüffel, oder Stoffe, die wir kaum mit Gewürzen oder auch nur Nahrungsmitteln in Verbindung bringen würden, wie etwa Harz.

Sie sehen also: Es gibt eine ganze Reihe von Stoffen, die weitläufig als Gewürze bezeichnet werden könnten. Für die Zwecke der Gewürzheilkunde sind vor allem die ersten drei Gruppen von Bedeutung. Für die Gewürzheilkunde völlig unbrauchbar sind dagegen die künstlichen (beispielsweise Glutamat) und tierischen (etwa Sardellenpaste) Würzmittel.

Die Würzkräuter haben oft große medizinische Wirkungen, doch bewegen sie sich an der Grenze zur Kräuterheilkunde. Deshalb haben wir sie in diesem Buch nicht aufgeführt. Wir wollen uns in diesem Buch auf die ersten drei Gruppen, die klassischen, heimischen und Neue-Welt-Gewürze, beschränken.

Auch hier kann man wieder differenzieren und zwar nach der biologischen Herkunft des Gewürzes:

- Wurzel (Beispiel: Liebstöckelwurzel)
- Rhizom (Beispiel: Ingwer)
- Blüte (Beispiel: Gewürznelken)
- Blätter (Beispiel: Lorbeerblatt)
- Früchte (Beispiel: Vanille)
- Samen (Beispiel: Bockshornkleesamen)
- Samenhülle (Beispiel: Mazis)
- Rinde (Beispiel: Zimt)

Das älteste Heilmittel

Vor einigen hunderttausend Jahren erschien der Mensch auf der Bühne der Welt. Noch unterschied ihn wenig von den anderen Lebewesen der Erde. Er war Jäger und Gejagter, lebte in und mit der Natur und war ein Teil von ihr. Die Spezies Mensch verbreitete sich über den Planeten und entwickelte die Fähigkeit der Sprache – und somit die Möglichkeit der Überlieferung und Weitergabe der Einzelerfahrungen.

Die Stammeskulturen der Altsteinzeit, einer Zeit, die 50 Jahrtausende in der Vergangenheit liegt, kannten bereits Feuer, Steinwerkzeuge, Kunst – und Gewürze; so glauben zumindest einige Wissenschaftler. Archäologische Funde aus dieser Zeit, die endgültigen Aufschluß darüber geben könnten, gibt es ja nicht. Sicher ist jedoch, daß der Mensch auch schon damals nach Zusammenhängen, Ursachen und Gesetzmäßigkeiten suchte. Im Laufe der Jahrtausende gab es immer wieder Menschen, die sich besonders intensiv der Wissensvertiefung widmeten; solche Menschen waren in den Stammeskulturen hoch angesehen. Es waren dies die Schamanen – wahrscheinlich in den Zeiten des Matriarchats vor allem Schamaninnen –, PriesterInnen, Zauberer und Hexen. Mit Hilfe von Wortmagie, Ritualen und Opfergaben versuchten sie, die Götter, Geister und Dämonen günstig zu stimmen. Zu ihren Aufgaben gehörte vor allem auch die Heilkunde. Die Heilkräfte der Pflanzen, Kräuter und ihre konzentrierten Kräfte in den Gewürzen waren den Heilern wahrscheinlich bereits bekannt – Gewürze wären damit das älteste Heilmittel der Welt. Immer mehr Erfahrungen konnten an die folgenden Generationen weitergegeben werden, und der Schamane wurde zur Institution. Die heilkundigen Zauberer wußten über die Natur, als deren Teil sie sich betrachteten, gut Bescheid, und in jeder Generation wuchs das Wissen – auch durch Experimente, die nicht immer gut ausgegangen sein dürften. Auf diesen Forschungen der Frühzeit gründete das Wissen der kommenden Hochkulturen.

In der Jungsteinzeit, die vor etwa 8000 Jahren begann, fand eine gewaltige Umwälzung statt – die sogenannte *neolithische Revolution*. Der Mensch wurde seßhaft und begann damit, wertvolle Pflanzen anzubauen und Haustiere zu züchten. Der Mensch stellte sich nun der Natur gegenüber. Doch das alte Wissen war noch vollständig vorhanden, und die Priester und Schamanen waren angesehener als je zuvor. In dieser Zeit entstanden zahlreiche Fruchtbarkeitsreligionen, und die Muttergöttin wurde als höchste Wesenheit verehrt. Aus dieser Zeit wissen wir mit Sicherheit, daß die Menschen Gewürze einsetzten: nicht nur, um die Nahrung schmackhafter zu machen, sondern auch um zu heilen und zu kultischen Zwecken. Archäologische Funde aus Pfahlbautensiedlungen – bei denen unter anderem Spuren der Anwendung von Mohn, Angelika und Kümmel gefunden wurden – bestätigten dies.

Die Entwicklung der menschlichen Kultur ging immer schneller voran, und bereits vor 5000 Jahren entstanden die ersten Hochkulturen in Mesopotamien, Ägypten, China und Indien. Die Schrift wurde erfunden, und das Wissen konnte „konserviert" werden – doch mit diesem Prozeß ging vieles von dem alten Wissen verloren. Doch immerhin konnte nun die Geschichtsschreibung beginnen. Gewürze tauchen schon in den ältesten Schriften auf, die wir kennen. Die ersten bekannten Schriftformen sind uns aus dem sumerischen Babylon bekannt. In einer solchen Keilschrift werden bereits einige Gewürze aufgeführt, so zum Beispiel Sesam, Kardamom, Kümmel, Fenchel und Safran.

Nur wenig später sind Funde aus dem alten Ägypten datiert. In Papyrusschriften finden sich Gewürze wie Majoran, Wacholder und Weihrauchharz Erwähnung, und es werden sogar medizinische Anwendungen dargestellt. Über verschlungene Handelswege gelangten die Gewürze über die nächsten Jahrtausende hinweg von Ägypten nach Europa.

Auch in der Bibel finden sich zahlreiche Stellen, an denen Gewürze erwähnt werden, beispielsweise als Joseph von seinen Brüdern an vorbeiziehende Händler „aus Gilead mit ihren Kamelen, die Gewürze, Balsam und Myrrhe trugen", verkauft wird, oder als Moses die Israeliten aus ihrer ägyptischen Knechtschaft führt und sie nun murren, daß sie bei den Ägyptern immerhin etwas zu essen hatten. Da läßt Gott Manna vom Himmel fallen: „Und es war wie weißer Koriandersamen und schmeckte nach Weißbrot und Honig."

In China soll der legendäre Kaiser Shen Nung bereits 3000 Jahre vor unserer Zeitrechnung das allererste Buch über die Heilwirkung von Gewürzen und Kräutern verfaßt haben. Leider ist dieses Buch nicht erhalten, doch viele spätere Autoren bezogen sich darauf, so daß Teile des uralten Wissens heute noch bekannt sind.

Der Anfang einer wirklichen, systematischen Gewürzheilkunde ist aber wahrscheinlich in Indien zu suchen. Dort wurde vor fast 5000 Jahren von den *Rishis*, den Propheten des mythischen Zeitalters, der *Ayurveda*, ein ganzheitliches Heilsystem, entwickelt. Im Ayurveda wird der Mensch als Einheit aus Körper, Seele und Geist betrachtet, als Wesen, dem, wenn es in Einklang mit den Gesetzen der Natur lebt, vollkommene körperliche und seelische Gesundheit gegeben ist. Um die Harmonie mit der Natur und den Einklang der Elemente herzustellen, gibt der

Ayurveda differenzierte Anweisungen. Unter anderem ist auch von zahlreichen Kräuter- und Gewürzheilmitteln die Rede. Im Ayurveda spielen Kreuzkümmel, Senf, Koriander, Fenchel, Kurkuma, Ingwer, Pfeffer, Bockshornklee und Asant eine wichtige Rolle.

Was Ayurveda zur ersten echten Gewürzheilkunde macht, ist die Tatsache, daß Ayurveda bereits „Konstitutionstypen" kennt, also den Menschen und nicht seine Symptome behandelt.

Wenn auch in Indien zum ersten Mal Gewürze systematisch zur Heilung, Linderung und Vorbeugung von Krankheiten eingesetzt wurden, so entdeckten doch alle Völker, die über Gewürze verfügten, ihre Heilkräfte. In vielen Ländern, die die Europäer „entdeckten", trafen sie auf Gewürze, die von den Einheimischen auch als Heilmittel gebraucht wurden. Wahrscheinlich wurden in Südamerika (Chili, Vanille) und Afrika (Paradieskörner, Tamarinde) Gewürze schon seit Menschengedenken von Schamanen und Medizinmännern zu kultischen und medizinischen Zwecken eingesetzt.

Die ersten exotischen Gewürze erreichten Europa schon sehr früh. Bereits in der Antike bestanden Handelsbeziehungen zwischen Arabien und Indien. Die Araber wiederum brachten dann die Gewürze nach Europa.

Zwar waren die meisten Gewürze, die der Begründer der wissenschaftlichen Heilkunde, der griechische Arzt Hippokrates (460–375 v.Chr.), unter seinen über 300 Heilmitteln aufführt, noch hauptsächlich heimische Gewürze, wie beispielsweise Senf, der Bestandteil von 40 Heilmitteln ist, aber schon einige Jahre später bringt Alexander der Große (356–323 v.Chr) von seinen Feldzügen orientalische Gewürze, unter anderem Pfeffer, mit nach Hause.

Das griechische Reich ging unter, und die Römer traten nun die Vorherrschaft in Europa an. Das Rom zu Zeiten Christi Geburt liebte den Genuß, die Sinnlichkeit, den Luxus – und somit auch die Gewürze. Aus dieser Zeit sind unglaublich viele Rezepte mit reichlichen Gewürzbeigaben überliefert. Pfeffer wurde in geradezu phantastischen Mengen verbraucht; zeitweise bestand sogar die Befürchtung, daß der hohe Pfefferverbrauch den Staatshaushalt ruinieren könnte. Als die Goten vor den Toren Roms standen und unter anderem auch 3000 Pfund Pfeffer als Tribut verlangten, weigerten sich die Römer – woraufhin Rom von den Goten erobert wurde und das Ende des Römischen Reiches seinen Anfang nahm.

Während die Gewürze als kulinarische Beigaben in Rom äußerst beliebt waren, waren ihre Heilwirkungen, die die Griechen noch gekannt hatten, fast in Vergessenheit geraten. Bezeichnenderweise war es ein Römer griechischer Herkunft, der Arzt Dioscurides, der im 1. Jahrhundert unserer Zeitrechnung lebte und die Gewürze als Heilmittel wiederentdeckte. In seinem heilkundlichen Werk „Materia medica" beschreibt er einige Indikationen und Heilwirkungen von Gewürzen. Sein Zeitgenosse Plinius der Ältere (23–79) beschrieb in seiner enzyklopädischen Naturgeschichte ebenfalls eine Reihe von Gewürzen und sogar ihre psychischen Wirkungen.

Mit dem Untergang des Römischen Reiches begann das „Dunkle Zeitalter", in dem vieles von dem alten Wissen verlorenging. Das betraf jedoch nur Europa, und der Gewürzhandel der Araber florierte weiterhin. Im fünften Jahrhundert unserer Zeitrechnung, tausend Jahre bevor die Europäer den Seeweg nach Südostasien fanden, hatten die Araber bereits Handelsstützpunkte auf Sansibar und in Indien. Auch nach China kamen die arabischen Händler und kauften alle Gewürze, die sie bekommen konnten. Im 7. Jahrhundert brachten sie den Safran aus China nach Arabien, aber auch nach Europa.

Mit Karl dem Großen (742–814) ging das Dunkle Zeitalter zuende und das Mittelalter brach an. Karl der Große führte viele Neuerungen ein, die der Zivilisation zugute kamen. Für uns ist besonders interessant, daß er in seinen Kapitularien anordnete, in den kaiserlichen und klösterlichen Gärten Heilpflanzen und Gewürze anzubauen. So verbreiteten sich diese wichtigen, natürlichen Heilmittel in Europa und waren für die folgenden Jahrhunderte aus der Heilkunde nicht mehr wegzudenken.

Mit der Zivilisation kam aber auch der Eroberungsdrang und der religiöse Fanatismus: Um die Jahrtausendwende brachen die Europäer auf, das Heilige Land und Jerusalem aus der Hand der Heiden zu „befreien" – die Zeit der Kreuzzüge begann und sollte 300 Jahre lang anhalten. Doch selbst die Kreuzzüge hatten positive Nebeneffekte. Durch den Kontakt mit der arabischen Welt lernten die Europäer die weitentwickelte Mathematik der Araber, entdeckten die Schriften Aristoteles' wieder und brachten auch wieder die orientalischen Gewürze, allen voran den Pfeffer, nach Mitteleuropa. Pfeffer wurde in Europa mit Gold aufgewogen und die Städte, die mit den kostbaren Gewürzen handelten, häuften ungeheure Reichtümer an. Im Mittelalter waren dies vor allem die Städte Genua und Venedig. Da sie das Monopol über den Gewürz-handel mit den Arabern hatten, konnten sie die Preise diktieren und nützten das schamlos aus; im Volk wurden diese reichen Kaufleute „Pfeffersäcke" genannt.

Aber nicht nur in den Handelsbeziehungen, sondern auch in der Heil-kunde wurden Gewürze immer beliebter.

Als die Heilige Hildegard von Bingen (1098–1179) ihr heilkundli-ches Werk „Physica" verfaßte, kannte sie bereits eine ganze Reihe von heilkräftigen Gewürzen, die in der Lage sind, die menschliche Seele wieder zu harmonisieren. Auch Albertus Magnus, der große Gelehrte, beschreibt die Heilwirkungen einiger Gewürze.

In Venedig wuchs unterdessen ein Knabe auf, der zu einem der größ-ten Forschungsreisenden werden sollte: Marco Polo (1254–1324). Schon als Jugendlicher brach er mit seinem Vater und seinem Onkel auf, um den Fernen Osten, das Land, in dem der Pfeffer wächst, zu erkun-den. Die reichen Handelsstädte wollten nämlich gerne noch reicher wer-den, und zwar, indem sie die Araber als Zwischenhändler ausschalteten. Doch obwohl Marco Polo tatsächlich China erreichte und auch neue Ge-würze mit nach Hause brachte, so war doch der Landweg in den Orient viel zu weit, um regelmäßige Handelsbeziehungen knüpfen zu können – die Reise hin und zurück dauerte ungefähr sechs Jahre!

Der Seeweg blieb den Europäern weiterhin verschlossen. Kein Wunder – denn immer noch glaubten die Menschen, daß die Erde eine Scheibe sei.

Doch gegen Ende des 15. Jahrhunderts hatte ein Mann aus Genua ei-ne Vision: Er glaubte fest daran, daß die Erde Kugelgestalt habe und daß man daher, wenn man immer weiter nach Westen segle, schließlich in Indien ankommen müßte. Die Idee war nicht dumm, aber Columbus (1451–1506) landete schließlich doch nicht in Indien. Er entdeckte zwar 1492 einen (für die Europäer) neuen Kontinent, brachte interessante Ge-würze mit nach Hause und nannte die Ureinwohner, da er selbst zunächst glaubte, Indien entdeckt zu haben, „Indianer" – doch das Indi-en, das er gesucht hatte, fand er nicht.

Das Zeitalter der Entdeckungen war angebrochen und es dauerte nur ein knappes Jahrzehnt, bis ein anderer tatsächlich den lange gesuchten Seeweg nach Indien um Afrika herum fand: der Portugiese Vasco da Gama (1460–1524). Das Land, in dem der Pfeffer wächst, war endlich „entdeckt", sehr zum Leidwesen der bisherigen Monopolinhaber, der Städte Venedig und Genua.

Über drei Jahrhunderte sollte ein immer wieder aufflammender, blutiger Krieg um die Länder, aus denen die Gewürze kamen, dauern. Die Europäer fielen in die fremden Länder ein, sobald sie sie „entdeckt" hatten, unterwarfen die Eingeborenen oder metzelten sie nieder.

Die spanischen Conquistadores zerstörten die südamerikanischen Reiche der Indianer, um Gold und die west"indischen" Gewürze zu gewinnen, während die Portugiesen die Molukken, die sagenhaften Gewürzinseln, an sich rissen.

100 Jahre lang beherrschten die Portugiesen den ostindischen Gewürzhandel. Doch auch andere europäische Mächte versuchten, sich ihren Teil vom Kuchen abzuschneiden. Zuerst versuchten die Engländer, ohne größeren Erfolg, das Monopol zu brechen. Doch es waren schließlich die Holländer, die im 17. Jahrhundert die Portugiesen in ihrer Vormachtstellung ablösten. Nun hatten die Holländer fast 100 Jahre lang das Monopol inne.

Doch auf Dauer waren die Monopole nicht zu halten. Gewürze wurden nun auch in Gebieten, die nicht unter niederländischer Kontrolle standen, angebaut.

1780 begann der Krieg zwischen Holland und England, in dem die Engländer ab 1788 die ostindischen „Besitzungen" der Holländer eroberten, doch die gewaltigen Gewinne der Vergangenheit konnten nie wieder erreicht werden. Einige Jahre später bekamen die Holländer in zähen Verhandlungen ihre Besitzungen wieder zugesprochen – aber nur 8 Jahre danach eroberten die Engländer erneut die Gewürzinseln. 1824 wurde endlich ein Vertrag zwischen Holland und England geschlossen, der die Rechte aufteilte – doch Gewürze wurden inzwischen in vielen anderen Ländern angebaut.

Und allmählich ging auch das Zeitalter der Kolonien zuende. Die Gewürze stehen heute in großen Mengen und zu einem Preis, der inzwischen deutlich unter dem des Goldes liegt, überall auf der Welt zur Verfügung.

Am Anfang des 19. Jahrhunderts waren Gewürze auch wegen ihrer Heilkräfte sehr gefragt. Aber die Medizin verließ sich immer weniger auf die reine Heilkraft der Natur, sondern versuchte, durch chemische und physikalische Behandlung natürlicher Rohstoffe, heilkräftigere Mittel herzustellen – dabei ging es immer mehr um die Beseitigung von Symptomen.

Doch es gab auch wichtige Ausnahmen von dieser Entwicklung, allen voran der Begründer der *Homöopathie*, Samuel Friedrich Christian Hahnemann. Er stellte mit seiner Methode wieder den Menschen in den Mittelpunkt, nicht das Symptom. Die Heilkunde verlief nun auf zwei parallelen Bahnen. 150 Jahre lang war die naturwissenschaftlich-technisch orientierte Schulmedizin dominierend, doch heute tritt wieder die sanfte, ganzheitlich orientierte Medizin in den Vordergrund, und es zeichnet sich die Tendenz ab, die positiven Aspekte beider Wege zu vereinen.

Gewürze – konzentrierte Lebensenergie

Die ganzheitlichen Heilkräfte der Pflanzen gewinnen heute allmählich wieder an Bekanntheit. „Ganzheitlich" heißt dabei, daß nicht allein die materielle Substanz, die in einer Pflanze enthalten ist, die Chemie des menschlichen Körpers dergestalt verändern soll, daß ein Symptom verschwindet, sondern daß vielmehr auch *feinstoffliche* oder energetische Aspekte der Pflanzen genutzt werden, um die seelisch-geistige Ebene des menschlichen Seins wieder in Einklang mit der Natur zu bringen.

Zwei Methoden verdienen dabei besondere Erwähnung: die Aromatherapie und die Bachblütentherapie[2] Die Aromatherapie arbeitet mit ätherischen Ölen, die in vielen Pflanzen zu finden sind – insbesondere

---

[2] Vgl. Schwarz/Schweppe: *Aromatherapie*. Humboldt, München 1995; Schwarz/Schweppe: *Bachblüten*. mvg-verlag, München 1995

auch in Gewürzpflanzen. Sie ist eine Methode, die vorwiegend über Düfte das Seelenleben positiv beeinflußt, wodurch sich auch körperliche Beschwerden auflösen können. Es gibt eine ganze Reihe ätherischer Gewürzöle, die auch in der Gewürzheilkunde eingesetzt werden können.

Während die Wirkung der Aromatherapie noch materiell über die ätherischen Öle vermittelt wird, wirken Bachblüten (die Anfang dieses Jahrhunderts von dem englischen Arzt Dr. Edward Bach entdeckt wurden) ausschließlich auf energetischer Ebene. Durch ein bestimmtes Verfahren wird der „Charakter", die „Schwingung" oder „Energie" der Blüte auf eine Trägersubstanz aus Wasser und Alkohol übertragen. Diese wunderbaren Heilmittel wirken sehr spezifisch auf bestimmte Seelenzustände, beispielsweise auf Angst vor Einsamkeit. Die von uns entwickelten Gewürzheilmittel, deren Herstellung wir in unserem ersten Buch „Heilen mit Gewürzen" ausführlich beschrieben haben, wirken ebenfalls ausschließlich auf energetischer Ebene und harmonisieren negative seelische Zustände, ohne direkt materiell in die Körperchemie einzugreifen.

Die überaus heilsamen Wirkungen der Gewürze werden verständlich, wenn wir bedenken, daß Gewürze nicht nur wertvolle und äußerst heilkräftige Substanzen enthalten und deshalb körperliche Beschwerden lindern können, sondern darüber hinaus sozusagen die Essenzen der Gewürzpflanzen sind, also konzentrierte Lebensenergie. Gewürze „leben", das heißt, sie tragen Energie in sich, die dann bei der Verdauung freigesetzt wird.

Alles Lebendige benötigt Energie, um die Verbindung zwischen Körper und Geist-Seele aufrechtzuerhalten. Diese Energie nehmen wir durch unsere Nahrung und über den Atem auf. Die geringen Mengen, die wir an Gewürzen aufnehmen, fallen dabei zwar kaum ins Gewicht, doch haben Gewürze einen großen Einfluß auf die energetischen Vorgänge in unserem Körper. Nicht die Quantität, sondern die Qualität der Energie ist dabei entscheidend. Schon ein kleiner, aber konzentrierter positiver Energieimpuls, wie er durch die richtig dosierte Einnahme eines Gewürzmittels gegeben wird, kann Prozesse auslösen, die die Selbstheilung anregen, den Heilungsprozeß in Gang setzen und die Bewußtheit erhöhen.

Dr. Hans Glatzel, der am Max-Plank-Institut für Ernährungsphysiologie beschäftigt war, wies in den 60er Jahren auf die Heilkraft der Gewürze hin und erläuterte, daß wir mit Gewürzen die Leistungsfähigkeit unserer Organe und Lebensfunktionen verbessern können, wenn wir lernen, „das richtige Gewürz zur richtigen Zeit zu benutzen." Dabei dachte er zwar vorwiegend an die körperlichen Wirkungen der Gewürze, doch seine Aussage trifft auf jeden Fall zu: Wenig wäre unserer Gesundheit gedient, würden wir nun einfach alle unsere Gerichte wahllos überwürzen.

Jede wahre Heilkunde ist auch eine Heil*kunst*: Stereotypes, automatisiertes Vorgehen wird dem Wesen des Menschen nicht gerecht, und es wird auch keine wahre Heilung stattfinden.

Die Verdauung

Daß Gewürze unserem Wohlbefinden und unserer Gesundheit sehr dienlich sind, hat eine ganze Reihe von Gründen. Beginnen wir einmal mit den unmittelbaren, körperlichen Wirkungen der Gewürze, die bereits gut erforscht und wohlbekannt sind.

Viele Gewürze, insbesondere die scharf schmeckenden, regen die Speichelproduktion an. Das wiederum bedeutet, daß die Nahrung vom Körper besser verwertet werden kann, denn im Speichel finden sich zahlreiche Stoffe, Fermente, die für die Verdauung von Bedeutung sind. Im Magen und Darm wirken die Gewürze weiter, indem sie die Produktion der Verdauungssäfte ankurbeln, gleichzeitig aber die überschüssige Magensäure neutralisieren. Der gesamte Verdauungsvorgang läuft also mit Hilfe von Gewürzen besser ab, und unser Verdauungssystem wird allmählich von Schlackstoffen befreit und entgiftet. Auch die Aufnahme von Vitaminen und anderen lebensnotwendigen Stoffen in unserer Nahrung wird durch Gewürze verbessert.

Die Bedeutung unserer Verdauung ist in der Naturmedizin schon lange bekannt. Wenn die Verdauung nicht richtig funktioniert, ist das zunächst einmal unangenehm – was wiederum zu einem verringerten Wohlgefühl führt. Negative Gemütszustände wirken wiederum auf das Immunsystem zurück und unsere Abwehrkräfte sinken. Darüber hinaus ist eine gestörte Verdauung aber auch oft ein Symptom psychischer Beschwerden – man denke nur an das berüchtigte Magengeschwür.

Gewürze können sowohl an den materiellen, körperlichen Komponenten, als auch an den energetischen und psychischen Aspekten der Verdauungsprobleme ansetzen.

Der Geschmack

Eine der offensichtlichsten Eigenschaften der Gewürze ist selbstverständlich ihr Geschmack. Aber was hat der Geschmack mit der Gesundheit zu tun? Sehr viel!

Nahrungsmittel, die nach nichts schmecken, sind nicht nur langweilig, sondern geradezu ungenießbar. Ältere Menschen, deren Geschmackssinn nachläßt, oder Menschen, die durch einen Unfall ihre Geschmackswahrnehmung eingebüßt haben, können ein Lied davon singen. Solche Menschen versuchen oft, durch sehr starkes Würzen wieder etwas mehr „Pfeffer" in ihre Mahlzeiten und somit in ihr Leben zu bringen.

Wenn etwas nicht schmeckt, ißt man es natürlich nicht gern und neigt dazu, sich falsch und mangelhaft zu ernähren. Daß dies der Gesundheit und dem Wohlbefinden nicht gerade förderlich ist, dürfte klar sein. Aber auch ganz direkt führt der Verlust an sinnlichem Erleben allmählich zu Depressionen und Unzufriedenheit. Für ein erfülltes Leben und für die Entwicklung unserer Sinne benötigen wir nämlich ein gewisses Maß an natürlichen Reizen. Und was die Musik für die Ohren, die Farben für die Augen und die Düfte für die Nase sind – das sind die Gewürze für die Zunge. Gewürze bringen mehr Genuß in unser Leben. Das ist wichtig, denn wer nicht mehr genießen kann, lebt nicht mehr. Natürlich sollten wir alle unsere Sinne erwecken, doch immerhin sind Geruchs- und Geschmackssinn die ursprünglichsten und tiefreichendsten Sinnesqualitäten.

Gewürze fördern unsere Sinnlichkeit, die wir mit fortschreitender Entfernung von der Natur unterdrückt haben. Gewürze können uns helfen, mit wachen Sinnen die Schönheit der Welt zu erleben.

Die energetischen Wirkungen

Daß Gewürze körperlich wirken, insbesondere auf die Verdauung, leuchtet den meisten Menschen schnell ein. Stoffliche, materielle Wirkungen sind uns ja gut vertraut. Es scheint auch so selbstverständlich zu sein: Wir nehmen irgendwelche Substanzen ein, und irgend etwas – im besten Falle die Krankheit – wird sich dann schon verändern. Doch wird dabei die Komplexität des Menschen stark unterschätzt. Niemand, auch kein sehr gut ausgebildeter Arzt durchschaut wirklich sämtliche Wirkungen einer Substanz auf unseren Körper. Wie sich körperliche Veränderungen auf die Psyche auswirken, ist ohnehin noch weitgehend unerforscht.

Deshalb bestehen herkömmliche chemische Medikamente nur aus wenigen Stoffen – nicht unbedingt, weil das das Beste wäre, sondern weil die Wissenschaft mit komplexen, natürlichen Stoffen (wie Gewürzen) nur schwer umgehen kann und analytisch vorgeht.

Ein analytisches Verstehen ist aber aus prinzipiellen Gründen niemals ausreichend, wenn es um komplexe Themen wie Philosophie, Psychologie oder Gesundheit geht. Wichtiger ist ein intuitives Verständnis des gesamten Menschen. Es ist wie bei der Betrachtung eines Bildes: Die Aufzählung der verschiedenen Farben und der abgebildeten Linien und Muster wird niemals den ganzheitlichen *Eindruck* des Bildes vermitteln können.

Auch in der ganzheitlichen Heilkunde geht es um das Verstehen des Gesamtbildes, des ganzen Menschen. Dazu kann es sinnvoll sein, den Menschen als ein energetisches System zu sehen, statt ihn auf das Materielle zu begrenzen, denn letztendlich sind wir mit unserem Fühlen, unserem Denken, mit unserem ganzen Wesen, vor allem „Energie".

Im Fernen Osten ist das schon lange bekannt. Die chinesische Medizin gründet auf diesem Wissen. Aber wie schon erwähnt, beruhen auch die Homöopathie Hahnemanns, die Bachblütentherapie, die Aromatherapie und andere alternative Heilweisen auf diesen Prinzipien. Und natürlich auch die Gewürzheilkunde.

Gewürze können beruhigen und anregen, sie können positive Energie zuführen oder negative Energie abbauen. Gewürze können geistige Funktionen, wie das Gedächtnis oder die Konzentrationsfähigkeit verbessern und sogar komplexe Gefühlszustände verändern. So hilft Fenchel gegen zwanghafte Gedanken, die immer wieder auftauchen und das Denken in einem Kreislauf gefangenhalten. Pfeffer hilft bei depressiven Verstimmungen, Zimt harmonisiert das Gefühlsleben und fördert die intuitiven Kräfte.

Geist, Körper und Seele sind eine untrennbare Einheit. Die Veränderung an einem Aspekt wird sich auch auf die anderen Bereiche auswirken. Das ist die grundlegende Erkenntnis der ganzheitlichen Heilkunde.

Gewürze sind ganzheitliche Heilmittel, die unser gesamtes Wesen ansprechen. Sie vereinen Aspekte der materiellen Naturmedizin, der psychologischen Aromatherapie und der feinstofflichen Bachblütentherapie. Sie wirken sowohl materiell als auch energetisch. Sie können unseren Körper, unsere Seele und unseren Geist wieder in Harmonie miteinander und mit der Natur bringen.

Auch heute noch gilt, was Professor Dr. Glatzel vor über drei Jahrzehnten schrieb: „Unerkannte und ungenutze Möglichkeiten liegen in den Gewürzen – an uns liegt es, sie zu erkennen und praktisch nutzbar zu machen."

Der richtige Umgang mit Gewürzen

Gewürze konzentrieren die Heilkraft der Pflanze, aus der sie hervorgehen. Gleichzeitig sind Gewürze gut haltbar und relativ leicht handhabbar. Diese Eigenschaften machen Gewürze zu hervorragenden Heilmitteln.

Die meisten Gewürze sind ziemlich robust, doch wenn man in den vollen Genuß ihrer Heilkraft (und übrigens auch Würzkraft) kommen will, sollte man schon einige wenige Regeln im Umgang mit ihnen beherzigen.

Wenn Sie die folgenden Tips beachten, werden Sie den größten Nutzen aus Ihren Gewürzen ziehen.

- Kaufen Sie nur qualitativ hochwertige Gewürze, am besten aus biologischem Anbau.
- Bewahren Sie die Gewürze in einem dunklen Glas- oder Keramikbehälter auf, der einigermaßen luftdicht abschließt.
- Stellen Sie die Gewürze an einem Platz auf, der vor Überwärmung und extremer Lichteinstrahlung geschützt ist; also beispielsweise nicht über dem Herd oder auf dem Fensterbrett.
- Kaufen Sie die Gewürze möglichst ungemahlen, und mahlen Sie sie selbst in einer Gewürzmühle, einem Mörser oder mit einer Muskatreibe.
- Gewürze sollten Sie, wenn es Ihnen um die gesundheitliche Wirkung geht, nicht mitkochen.
- Kaufen Sie keine Gewürzmischungen, sondern stellen Sie sich selbst Gewürzmischungen her. Zum einen sind die Gewürze in fertigen Gewürzmischungen nicht natürlich gemahlen, und zum zweiten kennen Sie die Qualität und Quantität der verwendeten Gewürze nicht.

Die verwendeten Gewürze

Im folgenden werden wir nun einen Blick auf 28 ausgewählte Gewürze werfen, die für die Behandlung körperlicher Beschwerden besonders gut geeignet sind. Es würde den Rahmen dieses Buches sprengen, auch noch auf die zahlreichen psychischen Wirkungen der Gewürze einzugehen, und wer sich für dieses Thema interessiert, dem möchten wir unser Buch *„Heilen mit Gewürzen"* ans Herz legen, in dem die Zusammenhänge mit dem seelischen Bereich genau erläutert werden.

Um die wichtigsten Gewürze etwas besser kennenzulernen, wollen wir nun zu den jeweiligen Gewürzen einige Informationen geben und kurz auf die Herkunft, das Aussehen, die Inhaltsstoffe, die Verwendungsmöglichkeiten in der Küche sowie natürlich vor allem auf ihre Heilwirkungen und medizinischen Einsatzmöglichkeiten zu sprechen kommen. Die speziellen Gewürzrezepte und -mixturen sowie die besonderen Einsatzmöglichkeiten bei verschiedenen Erkrankungen werden in den Kapiteln *„Anwendungen"* sowie *„Die Verwendung der Gewürze bei Beschwerden"* genau beschrieben.

Anis

Der Anis *(Pimpinella anisum)* stammt aus dem östlichen Mittelmeerraum und Westasien. Von Ägypten aus, wo Anis schon vor etwa 4000 Jahren bekannt war, verbreitete sich dieses Gewürz über Indien und Griechenland bis ins Alte Rom. Heute wird Anis vor allem in Spanien, Italien, der Türkei und der Sowjetunion angebaut. Aber auch in Mittel- und Südamerika, ja sogar bei uns in Deutschland wird Anis inzwischen kultiviert.

Anis ist ein einjähriges Doldenblütengewächs, das bis zu einem Meter hoch wird. Die vielgestaltigen Blätter werden in Bodennähe am größten. Aus den gestielten Blütenständen, die aus zusammengesetzten Dolden bestehen, bilden sich etwa 5 Millimeter lange Spaltfrüchte, die dann das Gewürz liefern.

Das ätherische Öl mit dem würzigen, süßlichen, an Lakritze erinnernden Geschmack besteht vorwiegend, nämlich zu 90 %, aus Trans-Anethol, ferner noch aus Isoanethol, Anisekton und Anissäure. Je höher der Ölgehalt und je geringer der Fremdbesatz, desto besser ist die Qualität des Anis.

Bereits im Alten Griechenland wurde Anis als Zutat für Gebäck und Brot verwendet und ist auch heute noch in zahlreichen Gewürzmischungen zu finden. Anis verleiht aber nicht nur Backwaren und Süßigkeiten wie Bonbons etc. das besondere Aroma, sondern auch einigen alkoholischen Getränken wie dem französischen *Pastis,* dem türkischen *Raki* oder dem griechischen *Ouzo.*

Anis gehört zu den ältesten Naturheilmitteln. Schon Pythagoras war von den Heilkräften des Anis überzeugt, und auch in den Schriften von Hippokrates findet Anis häufig Erwähnung. Das ätherische Anisöl fördert die Flimmertätigkeit in den Atemwegen und ist schleimlösend, auswurffördernd, krampflösend und hustenstillend. Ferner ist Anis entzündungshemmend und verdauungsfördernd, wodurch dieses Gewürz nicht nur bei Erkältungen und Husten, sondern auch bei Magen- und Darmproblemen heilsam ist. Anis wird aber auch gegen Übergewicht, Übelkeit, Wechseljahrsbeschwerden sowie gegen Schlafstörungen und streßbedingte Müdigkeit eingesetzt.

Chili

Als Ursprungsland von Chili *(Capsicum frutescens)* gilt Süd- und Mittelamerika. Heute hat sich der Anbau dieser Gewürzpflanze von Südamerika nach Indien, Pakistan, Thailand und China verlagert. Wir können heute an die 200 verschiedene Chiliarten unterscheiden.

Beim Chili handelt es sich um die getrockneten Beerenfrüchte verschiedener Capsicumarten. An den Sträuchern wachsen kleine, leuchtend rote Früchte mit gelben bis bräunlichen Samen. Das Gewürz wird auch als Chilipfeffer oder als Cayennepfeffer bezeichnet.

Seine typische Schärfe verdankt Chili den Alkaloiden, wobei Capsaicin dominiert. Ferner enthält Chili Dihydrocapsaicin sowie kleine Mengen Nordihydrocapsaicin, Homocapsaicin sowie Homodihydrocapsaicin.

Je kleiner die Früchte, desto schärfer ist im allgemeinen der Geschmack. Chili bildet die Grundlage für viele Soßen und Dips wie beispielsweise *Tabasco, Salsa Cruda, Chutneys* und *Sambal*. Chili findet vor allem in der mexikanischen Küche Verwendung, aber das Gewürz ist häufig auch Bestandteil von Curry.

Für medizinische Zwecke ist besonders die fiebersenkende, kreislaufanregende, verdauungsfördernde, antibakterielle und die allgemein anregende Wirkung von Chili erwähnenswert. Chili schenkt neue Energie und stärkt den ganzen Organismus. So können wir Chili gegen Fieber, Kreislaufschwäche, niedrigen Blutdruck, Impotenz, Verdauungsprobleme, allgemeine Schwächezustände und Altersschwäche einsetzen.

Sowohl für sich genommen als auch in Kombination mit anderen Gewürzen ist jedoch stets auf eine vorsichtige Dosierung zu achten, da größere Chilimengen die Schleimhäute von Magen und Darm angreifen würden.

Dill

Man nimmt heute an, daß Dill *(Anethum graveolens)* ursprünglich aus Südwestasien kommt. Sicher ist, daß Dill bereits im Alten Ägypten bekannt war. Heute wird dieses Gewürz in ganz Europa und vielen anderen Teilen der Welt kultiviert.

Beim Dill handelt es sich um ein einjähriges Kraut mit drei- bis vierfach fein gefiederten Blättern und hohen Stengeln, an denen sich gelbe Blüten mit rundlichen Doppelfrüchten entwickeln. Dill hat eine große Ähnlichkeit mit Fenchel, doch am typischen Dillgeruch läßt er sich leicht erkennen.

Der Hauptinhaltsstoff des ätherischen Öls ist Carvon, daneben finden wir Phellandren, Limonen, Carveol, Terpinen und Dihydrocarvon.

Dill wird auch als Till, Gurkenkraut oder Kappernkraut bezeichnet und in der Küche insbesondere zum Würzen von Gurken und Sauerkraut sowie für Salatsoßen, Dill- und Kräuteressig und auch für Kräuterbutter verwendet. Ebenso dient das frische Kraut als Gewürz für die Herstellung von Likör.

Heilwirkungen

In der Naturheilkunde werden die Wirkungen von Dill schon seit jeher geschätzt. So wirkt Dill nicht nur appetitanregend, verdauungsfördernd, antibakteriell und fiebersenkend, sondern auch schmerzlindernd, entkrampfend und allgemein beruhigend.

Die Heilwirkungen dieses Gewürzes kommen besonders bei aller Art von Krämpfen, Koliken, bei Leber- und Gallenproblemen und Übelkeit zum Tragen. Darüber hinaus ist Dill ein ideales Mittel gegen Fieber, Menstruationsschmerzen und Schlaflosigkeit. Oft finden wir auch den Hinweis, daß Dill den Milchfluß anregt, so daß dieses Gewürz zuweilen auch für die Stillzeit empfohlen wird.

Fenchel

Fenchel *(Foeniculum vulgare)* stammt ursrpünglich aus dem Mittelmeerraum, wird inzwischen aber nicht nur in den Mittelmeerländern und auf dem Balkan, sondern vor allem auch in Indien, China, in Japan, den USA und Deutschland kultiviert. In Europa kennen wir dieses Gewürz schon aus dem Alten Griechenland, wo es ebenso wie später im Alten Rom für die Behandlung von Verdauungsbeschwerden und Augenleiden eingesetzt wurde.

Die zwei- bis mehrjährige Fenchelpflanze wird etwa 1,5 Meter hoch und hat mehrfach gefiederte Blätter und gelbe Blüten, die in Doppeldolden zusammenstehen. Die getrockneten Fenchelfrüchte liefern das Gewürz.

Das ätherische Öl des Fenchels enthält hauptsächlich Trans-Anethol und Fenchon. Als Minorkomponenten sind unter anderem auch noch Anisaldehyd, Methylchavicol und Limonen vertreten.

Fenchel, volkstümlich auch als Brotanis, Finkel, Fennich oder Frauenfenchel bezeichnet, wird zum Würzen von Brot und Backwaren geschätzt. Darüber hinaus wird das leicht scharfe Aroma in der Küche aber auch für das Einlegen von Gurken und als Zutat für Fisch- und Gemüsegerichte, für Marinaden und Soßen eingesetzt.

Heilwirkungen

Fenchel hat zahlreiche Wirkungen auf den Körper und entsprechend vielfältig sind auch die Einsatzmöglichkeiten dieses Gewürzes. Fenchel ist entgiftend, blutreinigend, atembefreiend, blähungswidrig, es fördert die Verdauung, und nicht zuletzt reguliert Fenchel die Menstruation.

Wir können das Gewürz, vor allem auch in Kombination mit anderen Gewürzen gegen Blähungen, Verdauungsstörungen, Darmträgheit, Übergewicht und Koliken einsetzen. Auch bei Augenleiden, Atembeschwerden, Asthma, Atemnot, Vergiftungen, Stoffwechselstörungen, Neurodermitis, Menstruationsstörungen und sogar bei Krebserkrankungen kann dieses Gewürz erheblich dazu beitragen, den Selbstheilungsprozeß in die Wege zu leiten und zu unterstützen.

Galgant

Galgant (*Alpinia officinarum*) stammt ursprünglich aus China, wo es bereits im Altertum bekannt war und schließlich über Arabien nach Europa gelangte. Heute wird Galgant, auch als Fieberwurzel oder Siam-Ingwer bezeichnet, besonders in Indien, Indonesien, Malaysia und Thailand kultiviert.

Von der schilfähnlich wachsenden Pflanze mit den großen, dicken Blättern wird der Wurzelstock, das Rhizom, für die Herstellung des Gewürzes verwendet, das entweder pulverisiert oder auch in Stücken verkauft wird.

Die Hauptinhaltsstoffe des ätherischen Öls sind Sesquiterpenkohlenwasserstoffe- und alkohole. In kleinerer Menge finden wir Eugenol, ferner auch verschiedene Diarylheptanoide und Gingerole.

Galgant ist besonders in der indonesischen Küche verbreitet und ist eine wichtige Zutat des indonesischen Reisgerichts *Nasi Goreng*. Galgant wird aber auch in Magenlikören verarbeitet und ist außerdem Bestandteil zahlreicher Currymischungen.

Heilwirkungen

Galgant ist schon seit langer Zeit als Heilmittel bekannt, und das nicht nur bei den arabischen Ärzten des Mittelalters sondern auch bei der Heiligen Hildegard von Bingen. Galgant ist vor allem kreislaufanregend, verdauungsfördernd, antibakteriell, desinfizierend. Besonders wertvoll ist auch die abwehrstärkende Wirkung dieses Gewürzes.

Die kreislaufanregende Wirkung ist vor allem bei Kreislaufschwäche und niedrigem Blutdruck günstig. Doch Galgant hilft auch, das Immunsystem zu stärken, Viruserkrankungen, Herpes und Allergien vorzubeugen beziehungsweise zu heilen, und nicht zuletzt ist das Gewürz auch ein hilfreiches Mittel gegen einen trägen Darm und die damit zusammenhängende Selbstvergiftung des Körpers.

Gewürznelke

Als Ursprungsland des immergrünen Baumes *(Syzygium aromaticum)*, der zu der Familie der Myrtengewächse zählt und 10 bis 14 Meter hoch wird, gelten die Molukken.

In China wurden die Gewürznelken vermutlich am frühesten zu Heilzwecken eingesetzt und verbreiteten sich von da aus über Arabien bis ins Alte Rom. Heute wird die Gewürznelke, auch einfach nur Nelke oder volkstümlich Nägelein genannt, vorwiegend in Indonesien, auf Sri Lanka, Madagaskar und in Malaysia kultiviert.

Die Blütenknospen der dunkelgrünen Blätter werden gepflückt, solange sie noch geschlossen sind, und werden dann getrocknet in den Handel gebracht.

Die Hauptkomponenten des ätherischen Öls sind Eugenol und Eugenolacetat.

In der Küche werden Gewürznelken am häufigsten für das Würzen süßer Speisen verwendet. So wird dieses Gewürz beispielsweise in Backwaren wie Lebkuchen verarbeitet; aber man kann auch Suppen, Brühen und Gemüse wie etwa Rotkohl damit würzen. Auch im Glühwein und der Feuerzangenbowle darf der typische Nelkengeschmack natürlich nicht fehlen.

Heilwirkungen

In China sind die heilsamen Wirkungen der Gewürznelke schon lange vor Christi Geburt bekannt gewesen. Doch auch in der modernen Naturheilkunde weiß man um die zahlreichen Wirkungen dieses Gewürzes. Als Hauptwirkungen ist wohl die blutreinigende, schmerzstillende, beruhigende und verdauungsfördernde Wirkung der Nelke zu nennen. Darüber hinaus steigert die Gewürznelke jedoch auch die Durchblutung, sie regt den Appetit an, wirkt desinfizierend und antimikrobiell.

Mit Nelken erzielen wir bei Schmerzen, besonders bei Zahnschmerzen, aber auch bei Entzündungen, Neuralgien, Zahnfleischentzündung und Aphten gute Heilerfolge. Aber auch bei Kältegefühlen, die mit Durchblutungsstörungen einhergehen, bei Arteriosklerose, bei Pilzbefall der Haut, Candidamykose und nicht zuletzt auch bei Atembeschwerden ist die Gewürznelke eines der wirksamsten natürlichen Mittel. Für die Verwendung zerstampfen wir die Gewürznelke vor dem Gebrauch im Mörser.

Ingwer

Ingwer ist in Süd- und Mittelasien beheimatet und wird inzwischen nicht nur in China und Japan, sondern auch in Australien, Brasilien und anderen Teilen der Welt angebaut.

Das Gewürz wird aus den knolligen Wurzelstöcken der schilfartigen Staude *(Zingiber officinale)* gewonnen, die getrocknet und geschält oder ungeschält auf den Markt kommen. Für den scharfen Geschmack mit dem teilweise zitronenähnlichen Beigeschmack dieses Gewürzes sind verschiedene Inhaltsstoffe verantwortlich.

Zu den wichtigsten Bestandteilen des ätherischen Öls gehören das Zingiberen, Zingiberol, Farnesen und Curcumen. Im Harzanteil des auch als Echter Ingwer oder Ingber bezeichneten Gewürzes finden wir Gingerol, Zingeron, Shogaol und Methylgingerol.

Als *Green Ginger* wird Ingwer zum Würzen von Fisch- und Fleischgerichten verwendet. Ferner findet Ingwer auch als Backgewürz Verwendung, ist Bestandteil von Curry, Chutneys und Pickles und wird für Getränke wie Ingwerbier *(Ginger Ale)* eingesetzt. Ferner ist Ingwer auch eine wichtige Zutat für den englischen Lebkuchen *(Gingerbread)* sowie für einige Konfitüren, und natürlich kennen wir Ingwer auch in kandierter Form.

Ingwer wurde nicht nur in der Chinesischen Medizin, sondern auch im Alten Griechenland zu Heilzwecken eingesetzt. Heute wissen wir, daß Ingwer die Immunabwehr stärkt, den Magen beruhigt und Blähungen entgegenwirkt. Ingwer ist aber auch schweißtreibend, appetitanregend, entkrampfend und leberstärkend sowie antirheumatisch.

Ingwer kann sowohl für sich genommen als auch in Mischungen gegen nervöse Magenbeschwerden und Magengeschwüre eingesetzt werden. Aber auch bei Erkältungen und Grippe leistet dieses Gewürz gute Dienste. Außerdem können wir Ingwer auch bei Lebererkrankungen, Rheuma, Muskelschmerzen und Osteoporose einsetzen.

Kardamom

Kardamom *(Elettaria cardamomum)* ist in Südindien beheimatet und wird heute nicht nur in Indien, sondern auch auf Sri Lanka und in Guatemala, den Hauptexporteuren dieses Gewürzes, kultiviert.

Das Gewürz liefert die Frucht einer dreifächerigen Samenkapsel, die an zwei bis drei Meter hohen, schilfartigen Pflanzen wächst. Kardamom gehört zu den Ingwergewächsen. Als Hauptbestandteil des ätherischen Öls ist 1,8-Cineol zu nennen, ferner sind noch Stoffe wie alpha-Terpenylacetat, Sabinen, Limonen und Borneol enthalten.

Kardamom ist ein sehr teures Gewürz, daß hierzulande nach wie vor ein Schattendasein fristet, während es aus der indischen und arabischen Küche nicht wegzudenken ist.

Der intensive, etwas süßliche und leicht scharfe Geschmack wird bei uns vor allem in Backwaren wie *Spekulatius* und *Lebkuchen* aber auch in anderen Süßspeisen, Obstgerichten etc. verwendet. Ferner wird Kardamom auch alkoholischen Getränken zugesetzt und dient der Verfeinerung des Kaffeearomas. Darüber hinaus ist Kardamom auch noch Bestandteil von vielen Currymischungen und findet sogar in der Tabakindustrie Verwendung.

Kaufen Sie keinen braunen Kardamom, da dies kein echter Kardamom ist. Für Heilzwecke, aber auch in der Küche ist vor allem der hochwertige grüne Kardamom zu empfehlen.

Nicht nur die Ayurvedaärzte im Alten Indien, sondern auch die arabischen Ärzte schätzten Kardamom als wertvolles Heilmittel. In der Tat hat dieses Gewürz zahlreiche positive Wirkungen auf den menschlichen Körper. Kardamom wirkt vor allem verdauungsfördernd, herzstärkend, kreislaufanregend, appetitanregend, magenberuhigend und atemerfrischend. Außerdem harmonisiert dieses Gewürz den Stoffwechsel und den Hormonhaushalt.

Kardamom findet bei Appetitlosigkeit, Magenschmerzen, chronischen Krankheiten, Stoffwechselproblemen, Diabetes, Erschöpfung sowie Herzerkrankungen Anwendung. Ferner ist Kardamom aber auch für die Mund- und Zahnpflege zu empfehlen.

Knoblauch

Knoblauch *(Allium sativum)* stammt ursprünglich aus Zentralasien und wird heute nicht nur in Ägypten, China und Indien, sondern vor allem auch in Italien, Südfrankreich und anderen südeuropäischen Gebieten sowie in den USA angebaut.

Knoblauch gehört zu den Liliengewächsen. Die Knoblauchzwiebel weist länglich-eiförmige Nebenzwiebeln, die sogenannten Knoblauchzehen auf, die nicht nur als Gewürz sondern mancherorts geradezu als Nahrungsmittel verwendet werden.

Im ätherischen Öl finden wir große Mengen an Diallyldisulfid, Diallyltrisulfid, Allylpropyldisulfid sowie Alliin, Allicin und zahleiche andere Bestandteile.

Knoblauch hat als eine der ältesten Kulturpflanzen eine lange Geschichte und ist auch bei uns schon seit längerem ein sehr bekanntes Gewürz, worauf schon die vielen volkstümlichen Namen für Knoblauch, wie etwa Knofel, Knubl, Knublich, Knoblich, Alterswurz usw., hinweisen.

Vor allem in den Balkanstaaten und Mittelmeerländern wird Knoblauch oft in „rauhen Mengen" verspeist und zu Suppen, Soßen, Dips, Gemüse- und Fleischgerichten gereicht. Bekannt sind insbesondere der griechische Knoblauchquark *Tsatsiki* sowie die Knoblauchsoße *Aioli.*

Seit vielen Tausend Jahren ist Knoblauch als Heilmittel bekannt. Knoblauch weist so viele Heilwirkungen auf, daß manche Menschen ihn geradezu als Allheilmittel betrachten. Knoblauch stärkt nicht nur das Immunsystem, er wirkt auch darmreinigend, verdauungsanregend sowie blutdrucksenkend, blutreinigend, desinfizierend, entzündungshemmend, kanzerostatisch, cholesterinsenkend, schleimlösend und wurmwidrig. Entsprechend zahlreich sind auch die Einsatzmöglichkeiten. So können wir das Gewürz bei Bluthochdruck, Arteriosklerose, bei chronischen Magen-Darmleiden und Bronchitis einsetzen. Aber auch zur Wundheilung, bei Entzündungen, chronischen Vergiftungen, Übergewicht, Wurmbefall und in der Krebstherapie ist Knoblauch ein wertvoller Helfer.

Koriander

Koriander *(Coriandrum sativum)* stammt vermutlich aus Kleinasien und dem südlichen Mittelmeergebiet. Heute wird dieses Gewürz vor allem in Marokko, Osteuropa, Mittelasien, Indien, Holland, Italien und Frankreich angebaut.

An der bis zu 80 Zentimeter hohen Pflanze wachsen ein- bis dreifach gefiederte Blätter. Die Dolden sind drei- bis fünfstrahlig und haben eine weiße bis zartrosa Farbe. Aus den Blütendolden entwickeln sich die runden, glatten Früchte. Durch das Trocknen verliert die Pflanze ihren unangenehmen Wanzengeruch und bekommt ein würziges Aroma.

Im ätherischen Öl dominiert Linalool, ferner finden wir Spuren von Geraniol, Borneol, Decylaldehyd und andere Inhaltsstoffe.

Koriander, auch wenig schmeichelhaft als Wanzenkraut, Stinkdill oder auch als Schwindelkorn bezeichnet, wird in Kombination mit anderen Gewürzen gerne als Brotgewürz verwendet. Ferner finden wir Koriander in Weihnachtsgebäck, Marinaden, Soßen und in Currymischungen. Aber auch in alkoholischen Getränken wie beispielsweise *Gin* sowie zur Likörherstellung wird dieses Gewürz eingesetzt.

Auch Koriander ist ein Gewürz, das bereits bei den Alten Indern, aber auch in der Chinesischen Medizin bekannt war, und auch der griechische Heiler Hippokrates verschrieb Koriander bereits 400 Jahre vor Christi Geburt als Heilmittel.

Koriander hat zahlreiche Wirkungen auf die Psyche. Was die körperlichen Wirkungen, auf die wir uns in diesem Buch ja beschränken wollen, betrifft, ist vor allem die stärkende Wirkung auf das Nervensystem und das Gehirn von Interesse. Durch die verdauungsfördernde Wirkung können wir Koriander aber auch bei Verdauungsschwäche, Blähungen und Appetitlosigkeit einsetzen. Auch bei Migräne, Impotenz und allgemeinen Erschöpfungszuständen sowie in der Rekonvaleszens leistet dieses Gewürz wertvolle Dienste. Für die Anwendung in der Gewürzheilkunde ist es am besten, die Koriandersamen im Mörser zu zerstampfen.

Kreuzkümmel

Kreuzkümmel *(Cuminum cuminum)* stammt ursprünglich aus Turkestan und wird heute vorwiegend in Indien, China, dem Iran, weiten Teilen Rußlands, der Türkei, Ägypten, Marokko und Süditalien angebaut.

Kreuzkümmel ist bei uns auch als römischer, spanischer, türkischer Kümmel sowie als Kala oder Wanzenkümmel bekannt, sollte aber keinesfalls mit Kümmel *(Carum carvi)* verwechselt werden, der zwar ähnlich aussieht, jedoch ganz andere Heilwirkungen aufweist.

Kreuzkümmel wird aus einem einjährigen, bis zu 50 Zentimeter hoch wachsenden Kraut mit doppelt gefiederten Blättern gewonnen.

Zu den wichtigsten Inhaltsstoffen gehören Cuminaldehyd, Cuminalkohol, Dihydrocuminaldehyd, Myrcen und Limonen.

Obwohl Kreuzkümmel hierzulande selten Verwendung in der Küche findet, ist dieses Gewürz doch ein wichtiger Bestandteil verschiedener Currymischungen und wird auch in Chutneys und Soßen verarbeitet. Ferner findet Kreuzkümmel bei der Herstellung holländischer und schweizer Käsespezialitäten Anwendung und wird vor allem in der ostasiatischen Küche verwendet, wo man das Gewürz gerne zu Fleischgerichten und Suppen reicht.

Übrigens sollten Sie Kreuzkümmel niemals in gemahlener Form, sondern immer in seiner ganzen Form kaufen, da das Aroma dadurch wesentlich länger erhalten bleibt.

Heilwirkungen

Die heilenden Kräfte des Kreuzkümmels waren nicht nur im Ayurveda der Inder, sondern beispielsweise auch bei den Alten Ägyptern bekannt. Kreuzkümmel wirkt, wie viele andere Gewürze auch, verdauungsfördernd und magenstärkend. Als besonders wertvoll ist aber die blutreinigende und fungizide Wirkung des Kreuzkümmels hervorzuheben. Darüber hinaus fördert das Gewürz die Hautdurchblutung und wirkt allgemein entkrampfend.

Kreuzkümmel wird in der Gewürzheilkunde vor allem gegen Appetitlosigkeit, Durchfall, Magenschmerzen, Magenkrämpfe sowie auch bei Anämie, Lungenerkrankungen wie Bronchitits und gegen Hautpilze eingesetzt.

Kurkuma

Kurkuma *(Curcuma longa)* stammt ursprünglich aus dem südostasiatischen Raum. Heutzutage gehört neben Indien, China, Pakistan, Japan und Indonesien auch Südamerika zu den wichtigsten Anbauländern und Exporteuren dieses Gewürzes.

Kurkuma gehört zu den Ingwergewächsen und wird auch als gelber Ingwer, Gelbwurz oder Safranwurzel bezeichnet. Das ingwerartige Gewürz mit dem würzig-erdigen Geschmack wird aus dem gekochten und anschließend getrockneten Wurzelstock gewonnen.

Als wichtigster Inhaltsstoff ist das Curcumin, ferner noch Desmethoxycurcumin, Sesquiterpenen und Monoterpenen zu nennen.

Kurkuma wird als Gewürz vor allem in Indien geschätzt, aber auch in der nordafrikanischen und asiatischen Küche wird Kurkuma beispielsweise zu Fleischgerichten gegeben. Ferner ist Kurkuma in zahlreichen Gewürzmischungen und Currypulvern enthalten und ist auch ein wichtiger Bestandteil des englischen Reisgerichts *Kedgeree*.

Während Kurkuma in Indien schon lange als Heilmittel bekannt ist, hat sich dieses Gewürz in Europa erst relativ spät verbreitet. Für Heilzwecke ist es empfehlenswert, Kurkuma in gemahlener Form zu kaufen.

Kurkuma wirkt vor allem blutreinigend, leber- und gallenstärkend, antibakteriell, antibiotisch und hautreinigend und schenkt uns neue Energie.

Bei chronischen Darmproblemen, bei Magenerkrankungen und bei Problemen mit der Leber oder der Galle ist dieses Gewürz ebenso zu empfehlen wie bei Hautunreinheiten, Akne und Ekzemen. Doch auch bei Brustschmerzen, Allergien und Ausfluß erzielt man mit Kurkuma gute Heilerfolge.

Liebstöckel

Liebstöckel *(Levisticum officinale)* kommt ursprünglich aus dem Mittelmeerraum und Südwestasien und wird heute auch in großen Teilen Europas angebaut.

Liebstöckel, bei uns auch als Maggikraut, Badekraut, Bärmutter oder Wasserkräutel bekannt, gehört zu den Doldenblütlern. An der aromatischen Pflanze mit den großen, zwei- bis dreifach gefiederten Blättern mit rhombischen, grob gezähnten Abschnitten wachsen Doppeldolden mit kleinen, gelblichen Blüten.

Als Gewürz dienen die getrockneten Blätter und Früchte, vor allem aber die besonders heilkräftigen Wurzeln.

Zu den wichtigsten Inhaltsstoffen gehören Butylphthaliden, Cumarinderivate, Zucker und Harz.

Liebstöckel wird als kräftig duftendes, aromatisches Küchengewürz gerne zu Salaten, Soßen, Dips und zu Gemüse- und Getreidegerichten gereicht.

Heilwirkungen

Die Heilkraft des Liebstöckels war schon den Alten Römern bekannt, und bei uns wurde die Pflanze in vielen Klostergärten angebaut, da auch die Mönche des Mittelalters sich der heilsamen Wirkungen dieses Gewürzes bewußt waren.

Auch die moderne Naturheilkunde setzt Liebstöckel gegen eine Vielzahl von Erkrankungen und Beschwerden ein, wobei im allgemeinen hauptsächlich die Wurzel der Pflanze Verwendung findet.

Liebstöckel gilt nicht nur als krampflösend, entspannend und schmerzlindernd, sondern auch als reinigend, entzündungshemmend, entgiftend, entschlackend, hautreinigend und nicht zuletzt auch als harntreibend.

Zu den wichtigsten Einsatzmöglichkeiten dieses Gewürzes zählen Schmerzen, Halsentzündungen, Erkältungen, Nebenhöhlenentzündungen, Fieber, aber auch Hautunreinheiten, Ekzeme, Neurodermitis, Blasenleiden, Prostatabeschwerden und Frauenleiden.

Mazis

Mazis ist die korrekte Bezeichnung für den getrockneten Samenmantel des Samens des Muskatnußbaumes, der fälschlich auch als Muskatblüte bezeichnet wird.

Der immergrüne Muskatnußbaum *(Myristica fragrans)* wird im allgemeinen zwischen 15 und 18 Meter hoch. Der Baum ist auf Ambon und den Banda-Inseln beheimatet und wird heute nicht nur vom Hauptexporteur Indonesien vor allem auf Borneo und Java angebaut, sondern auch auf den Philippinen, in Indien, Sri Lanka und Südamerika kultiviert.

Zu den wichtigsten Inhaltstoffen zählen Monoterpenkohlenwasserstoffe, oxidierte Monoterpene sowie Phenylpropanderivate.

Das Gewürz Mazis wird aus der Haut des Samenmantels der Pflanze gewonnen und in Stücken oder auch gemahlen auf den Markt gebracht. Mazis wird ebenso wie Muskatnuß zu Kartoffelgerichten wie Kartoffelbrei, zu Wirsing, Reisgerichten, Geflügel- und Hackfleischgerichten und zu Fisch gereicht. Doch auch Gemüsesäfte, Glühwein und sogar heiße Schokoladensauce kann mit Mazis verfeinert werden. Während man in der Küche Mazis oder Muskatnuß verwenden kann, sind die Heilwirkungen der beiden Gewürze durchaus unterschiedlich, so daß man sie nicht verwechseln sollte.

Mazis hat nicht nur eine sehr gute Würz- sondern auch eine besonders starke Heilkraft, sowohl allein als auch in Kombination mit anderen Heilgewürzen.

Zu den Hauptwirkungen dieses Gewürzes gehören vor allem die durchblutungssteigernde und die hautreinigende Wirkung, doch Mazis ist auch ein ideales Mittel, um den gesamten Organismus zu stärken.

Vor allem bei Durchblutungsstörungen und bei Hautproblemen, aber auch bei bei vielen chronischen Leiden wie Osteoporose, Krebs usw. trägt Mazis dazu bei, die Selbstheilungskräfte des Körpers zu aktivieren und die Heilung zu unterstützen.

Mohn

Mohn oder Schlafmohn (*Papaver somniverum*) stammt ursprünglich von der Südküste des Schwarzen Meeres und wird inzwischen vor allem in Europa – hier besonders in Dänemark – angebaut.

Die blaugrün bereifte Pflanze hat längliche, eiförmige Blätter, von denen die oberen den Stengel umfassen. Die Kronblätter sind weiß oder violett und haben am Grund einen dunklen Fleck.

Zu den wichtigsten Inhaltsstoffen gehören über 30 Alkaloide, unter anderem Morphin, Codein, Papverin, Noscapin, Thebain sowie Säuren und Schleime.

Aus den unreifen Fruchtkapseln des Schlafmohns wird das Opium gewonnen. Als Gewürz dienen jedoch die ölhaltigen Samen, die keine Alkaloide enthalten. Die Mohnsamen sind sehr ölhaltig und liefern ein hochwertiges Speiseöl. Als Gewürz wird Mohn gerne mit Süßspeisen wie *Dampfnudeln* kombiniert und verschiedenem Gebäck, aber auch Brot beigemengt.

Heilwirkungen

Vor nahezu 3000 Jahren verbreitete sich Mohn vom Vorderen Orient ausgehend nach Indien und China. Doch auch die Griechen nutzten Mohn bereits um 900 v. Chr. als Nahrungsmittel. Lange vor der Entdeckung des Opium waren Mohnaufgüsse als Mittel gegen Schmerzen und zur Verbesserung des Schlafes sowohl bei den Chinesen, als auch bei den Ägyptern und Griechen bekannt.

Auch in der modernen Naturheilkunde gewinnt dieses Gewürz zunehmend an Bedeutung, da man erkannt hat, daß Mohn nicht nur schmerzlindernd, allgemein beruhigend und entkrampfend wirkt, sondern darüber hinaus auch gegen Entzündungen hilft.

So können wir Mohn vor allem bei jeder Art von chronischen Schmerzen, bei Gastritis, Magengeschwüren und bei Entzündungen wie Arthritis etc. einsetzen. Innerhalb der Gewürzheilkunde eignet sich frisch gemahlener Mohn am besten. Zumindest sollten die Mohnsamen aber vor dem Gebrauch im Mörser zerstampft werden.

Muskatnuß

Ebenso wie Mazis ist auch die Muskatnuß ein Gewürz, das aus dem auf den Banda-Inseln und Ambon beheimateten und heute in Sri Lanka, auf den Philippinen, in Südamerika und Indien kultivierten Muskatnußbaum (*Myristica fragrans*) gewonnen wird. Für die Gewinnung des Muskatnuß-Gewürzes dient diesmal jedoch nicht der Samenmantel, sondern der Samenkern der aprikosenartigen Frucht des Baumes.

Der immergrüne Muskatnußbaum kann bis zu 70 Jahre lang Früchte tragen, und er wird bis zu 20 Meter hoch. Zu den wichtigsten Inhaltsstoffen zählen Monoterpenkohlenwasserstoffe, oxidierte Monoterpene sowie Phenylpropanderivate.

Ebenso wie Mazis dient auch Muskatnuß der Verfeinerung von Kartoffelgerichten, Gemüse wie Wirsing, Gemüsesuppen, Reisgerichten, Geflügel- und Hackfleischgerichten, Fischspeisen und Gemüsesäften wie Tomatensaft. Darüber hinaus wird Muskatnuß auch in alkoholischen Cocktails, in Punsch, Weihnachtsgebäck, Apfel- und anderen Obstkompotten sowie für die Herstellung von Likören, aber auch in der Kosmetikindustrie, verwendet.

Wie gesagt, besitzt die Muskatnuß, die Sie übrigens immer frisch reiben sollten, andere Heilwirkungen als Mazis und darf nicht mit der „Muskatblüte" verwechselt werden.

Schon die Alten Chinesen wußten um die Heilwirkungen der Muskatnuß, die durch arabische Händler schließlich auch zu uns nach Europa
gelangte. Während hohc Dosen von Muskatnuß Rauschzustände hervorrufen, die schlimmstenfalls sogar tödlich enden können, sind bei vor-
sichtiger, also niedriger Dosierung nur positive Wirkungen zu erwarten.

Besonders hervorzuheben sind die entgiftenden, antirheumatischen,
entzündungshemmenden und leberstärkenden Wirkungen der Muskatnuß. Bei rheumatischen Erkrankungen, Bronchitis, Gicht, Leberbe-
schwerden aber auch bei Impotenz ist Muskatnuß in niedriger Dosierung besonders heilsam.

Paprika

Paprika (*Capiscum annuum)* ist in den tropischen Gegenden Mittel- und
Südamerikas beheimatet. Heute wird diese zu den Nachtschattenge-
wächsen gehörende Pflanze zwar in nahezu allen wärmeren Gegenden
der Welt, vor allem aber in Spanien, Marokko, Bulgarien, Brasilien und
den USA angebaut.

Die einjährige Pflanze mit den dunkelgrünen, lanzettlich bis ovalen
Blättern bringt gelblich-weiße, zuweilen rötlich schimmernde Blüten
hervor.

Zu den wichtigsten Inhaltsstoffen gehören Capsanthin und Capsoru-
bin. Obwohl Paprika mit Chili verwandt ist, ist der Capsaicingehalt von
Paprika bei weitem nicht so hoch wie der des Chili.

Paprika wird bei uns auch als Beißbeere, indianischer Pfeffer, als Pi-
miento, spanischer Pfeffer, türkischer Pfeffer oder Rosenpaprika bezeichnet. Vor allem aus der ungarischen und spanischen Küche ist dieses Gewürz nicht mehr wegzudenken. Doch auch hierzulande wird Paprika vor allem auf Pizzas, in Reisgerichten, Ragouts und Gulasch sehr
geschätzt.

Heilwirkungen

Nicht nur in frischer Form wird die Paprika, die ja reich an natürlichem
Vitamin C ist, zur Erhaltung der Gesundheit geschätzt. Auch als Gewürz

ist Paprika schon seit langer Zeit für seine heilkräftigen Wirkungen bekannt, und man kann heute davon ausgehen, daß dieses Gewürz schon von den Indianern zu Heilzwecken verwendet wurde.

Für die moderne Gewürzheilkunde sind einige Wirkungen von Paprika besonders interessant. Zum einen ist dieses Gewürz nämlich herzstärkend und kreislaufstabilisierend, doch darüber hinaus fördert Paprika auch die Verdauung und gilt außerdem als nierenstärkend.

Bei folgenden Krankheiten kommt Paprika in der Gewürzheilkunde zum Einsatz: Herzschwäche, Kreislaufschwäche, verminderte Speichelsekretion, Darmträgheit, Verdauungsprobleme, Nierenleiden, Erkältungen, Bluthochdruck, aber auch bei niedrigem Blutdruck. Paprika ist vor allem auch dann ein wertvolles Gewürz, wenn es ganz allgemein darum geht, Krankheiten vorzubeugen.

Pfeffer

Die Heimat des Pfeffers ist Südwestindien. Heute wird Pfeffer in zahlreichen Tropengebieten angebaut. Zu den Hauptexporteuren zählen Indonesien, Indien, Malaysia und Brasilien.

Das Gewürz wird aus der Steinfrucht eines immergrünen Strauches – der Pfefferpflanze *(Piper nigrum)* - gewonnen, wobei sowohl die Früchte und Fruchtstände, als auch die Samen genutzt werden. Die an Stangen gezogene Kletterpflanze mit den häutig-ledrigen, dunkelgrünen Blättern bringt runde, einsamige Steinfrüchte hervor.

Als wichtigste Inhaltsstoffe des ätherischen Öls sind die Monoterpene wie beispielsweise Mycren, Sabinen, Linalool wie auch die oxidierten Monoterpene zu nennen. Für die typische Schärfe ist das Piperin verantwortlich.

Sowohl der schwarze Pfeffer, als auch der weiße Pfeffer sind in der Küche sehr beliebt. Pfeffer gilt bei uns als das am meisten verwendete Gewürz überhaupt und wird entsprechend nahezu überall eingesetzt. So werden nicht nur Fleisch- oder Fischspeisen, sondern auch Wurstwaren, Gemüse, Salate, Marinaden, Beizen und Soßen mit Pfeffer gewürzt. Aber auch bei einigen Süßspeisen oder auf frischen Erdbeeren ist eine winzige Menge Pfeffer als Würzmittel durchaus dazu geeignet, das Aroma zu verfeinern.

Pfeffer ist ein sehr heilkräftiges Gewürz mit vielen Anwendungsmöglichkeiten, doch sollte man sowohl weißen als auch schwarzen Pfeffer stets frisch mahlen, bevor man ihn zu Heilzwecken einsetzt.

Pfeffer ist vor allem für seine schmerzlindernde, antiseptische, krampflösende, aber auch für die antitoxische, hautrötende, aphrodisische, tonisierende, verdauungsfördernde, schleimlösende und kreislaufentlastende Wirkung bekannt. So können wir Pfeffer nicht nur bei Schmerzen und Krämpfen, sondern auch bei Sodbrennen, Verstopfung, Durchfall, Übelkeit und Appetitlosigkeit einsetzen. Auch bei Erkältungen, Fieber, Halsentzündungen und bei niedrigem Blutdruck leistet dieses Gewürz gute Dienste.

Piment

Piment, bei uns auch als Nelkenpfeffer, Neugewürz, Allgewürz, Allerleigewürz oder Jamaikapfeffer bekannt, wird aus den Beeren des Pimentbaumes gewonnen.

Diese Pflanze, die zu den Myrthengewächsen zählt, ist auf den westindischen Inseln und in Zentralamerika beheimatet. Heute sind die wichtigsten Lieferanten von Piment Jamaika, Mexiko, Kuba, Honduras und Guatemala.

Der immergrüne, tropische Baum (*Pimenta dioica*) erreicht eine Höhe von bis zu neun Metern. Die Blätter des schlanken Baumes sind oval, und die weißen Blüten stehen an Rispen und Scheindolden zusammen. Die getrockneten Beerenfrüchte liefern das Gewürz, das nach Möglichkeit immer ganz und nicht in gemahlener Form gekauft werden sollte.

Als Inhaltsstoffe des ätherischen Öls sind vor allem Eugenol und Eugenolmethylether nennenswert.

Piment, mit seinem nelkenartigen Geruch und seinem süßlich-scharfen Geschmack, gilt als das Lieblingsgewürz der Skandinavier. In zahlreichen schwedischen Gerichten finden wir Piment, ein Gewürz, das auch wichtiger Bestandteil von Currymischungen und der französischen Gewürzmischung *Quatre Epices* ist. Piment wird aber auch als Würzmittel für Backwaren und Weihnachtsgebäck verwendet, zu süßen Pasteten, Puddings aber auch zu Fleisch und Fisch gereicht und für die Herstellung von Bitterlikören benutzt.

Heilwirkungen

Piment hat – wie viele andere Gewürze auch – eine harmonisierende Wirkung auf die Verdauungsorgane. So gilt Piment in erster Linie als verdauungsfördernd, blähungswidrig und magenstärkend. Darüber hinaus trägt Piment dazu bei, den Blutdruck zu senken, wirkt allgemein harmonisierend und außerdem gilt dieses Gewürz als haarkräftigend.

Nicht nur bei Blähungen, Magen- und Verdauungsbeschwerden, sondern auch bei zu hohem Blutdruck sowie bei Haarausfall und Schuppenbildung kann Piment mit guten Erfolgen eingesetzt werden.

Safran

Safran stammt ursprünglich aus Vorderasien und wird heute nicht nur in China und Indien, sondern vor allem auch in Spanien, Frankreich, Griechenland und Italien kultiviert.

Der Safrankrokus *(Crocus sativus)* hat schmale Blätter mit weißen Mittelstreifen. Die Pflanze treibt aus einer unterirdischen Zwiebel und entwickelt bis zu neun Blätter; die Blüten sind hellblau mit violettem Schimmer. Als Gewürz dienen die getrockneten, orangeroten Narbenschenkel.

Safran hat einen leicht bitteren, würzigen Geschmack. Das ätherische Öl besteht in der Hauptsache aus Terpenaldehyden, als Aromakomponenten sind Safranal, aber auch Cineol und Pinen entscheidend.

Safran ist das teuerste Gewürz, weshalb es auch immer wieder gerne gefälscht wird. Echten Safran erkennt man an der orangeroten Farbe, dem intensiven, würzigen Geruch und nicht zuletzt an seinem hohen Preis.

Vor allem in der italienischen und spanischen Küche wird Safran gerne zum Würzen eingesetzt. So finden wir dieses Gewürz oft im italienischen *Risotto,* der spanischen *Paella* aber auch in der *Bouillabaisse*, der Fischsuppe der Franzosen. Und auch zum Färben und Würzen von Kuchen, Brot und anderen Backwaren kann Safran gut verwendet werden.

Bereits bei den Alten Griechen und im Alten Rom wurde Safran als Heilmittel eingesetzt, doch wahrscheinlich kannten viel früher auch schon die Perser und Phönizier nicht nur die geschmacklichen Vorzüge, sondern auch die heilenden Wirkungen dieses Gewürzes.

In der Gewürzheilkunde wird Safran besonders wegen seiner herzstärkenden, seiner kräftigenden und aphrodisischen Wirkungen geschätzt. In Kombination mit anderen Gewürzen ist Safran ein gutes Mittel bei Herzerkrankungen, Herzschwäche, Frauenleiden, Menstruationsbeschwerden, Erschöpfung, Anämie und Impotenz.

Salbei

Salbei *(Salvia officinalis)* ist eine Pflanze, die zur Labiatenfamilie gehört. Als seine Heimat gelten Kleinasien und Syrien, und heute wird Salbei vor allem in Albanien, Zypern, in Ex-Jugoslawien, Spanien und in der Türkei angebaut

Salbei ist ein bis zu 70 Zentimeter hoher, mehrjähriger Strauch. Im oberen Teil der Pflanzen wachsen blauviolette Blüten, die in Scheinquirlen zusammenstehen. Als Gewürz dienen die getrockneten Salbeiblätter, und obwohl Salbei natürlich in gemahlener Form im Handel erhältlich ist, sollten Sie die getrockneten Blätter am besten selbst mahlen.

Als Hauptinhaltsstoffe sind Cineol, Kampfer und – vor allem beim Dalmatinischen Salbei – auch Thujon zu nennen.

Salbei ist bei uns auch als Gartensalbei, Königssalbei, griechischer Salbei, Edelsalbei und als dreilappiger Salbei bekannt. Da Salbei einen würzigen, jedoch etwas bitteren Geschmack aufweist, wird er in der Küche sehr vorsichtig dosiert. Bei uns wird Salbei vor allem zu Schweinefleisch, Ente und anderen fetten Speisen gereicht. Bei den Südfranzosen gilt die mit Salbei gewürzte Knoblauchsuppe *Aigo* als besondere Spezialität.

Heilwirkungen

Schon seit langem ist die Heilkraft des Salbei bekannt, was schon der Name aussagt – das lateinische *salvia* kommt von *salvus:* „gesund". Spätestens seit dem 16. Jahrhundert gilt Salbei auch bei uns als eine der wirkungsvollsten Heilpflanzen. Heute wissen wir, daß Salbei desinfizierend, fiebersenkend, hautreinigend, schweißhemmend, schmerzlindernd, leber- und magenstärkend sowie entzündungshemmend wirkt.

In der Gewürzheilkunde setzen wir Salbei bei Halsentzündungen, Aphten, Zahnfleischentzündungen, bei übermäßigem Schwitzen, Hautproblemen, Fieber, Kopfschmerzen, Migräne, Menstruationsbeschwerden, Lebererkrankungen, Magenbeschwerden sowie bei Diabetes ein.

Sellerie

Sellerie (*Apium graveolens*) stammt ursprünglich aus dem südeuropäischen Raum und ist inzwischen weltweit als Nutz- und Heilpflanze bekannt. Sellerie beziehungsweise Echter Sellerie gehört zu den Doldengewächsen. Die Pflanze hat eine rundliche, rübenförmige Wurzel, die Blätter sind ein- bis zweifach gefiedert, die Blüten gelblich bis weißlich. Wir unterscheiden Schnittsellerie, Bleichsellerie und Knollensellerie. Für die Gewürzheilkunde sind jedoch lediglich die aus der getrockneten Pflanze gewonnenen Selleriesamen interessant.

Das ätherische Sellerieöl enthält sowohl Limonen, Selinen und Sedanonsäureanhydrid wie auch Flavonglykosid Apiin.

In der Küche wird Sellerie gerne als Gemüse gekocht oder roh verwendet. Während die Sellerieblätter vorwiegend für das Würzen von Suppen eingesetzt werden, verfeinert das aromatische Selleriegewürz zahlreiche Speisen wie Fleisch- und Fischgerichte aber auch Getreidegerichte und Salate.

Heilwirkungen

Die Heilwirkungen von Sellerie waren schon in der Antike bekannt, und Sellerie gilt in der Volksmedizin seit jeher als sexuell stimulierendes sowie harntreibendes Gewürz. Vor allem die Alten Griechen und Römer verehrten diese Pflanze sehr, und sie weihten sie sogar dem Gott der Unterwelt.

Für die moderne Gewürzheilkunde ist aber nicht nur die harntreibende und potenzsteigernde sowie aphrodisische, sondern auch die entzündungshemmende und antibakterielle Wirkung von Bedeutung.

Die Selleriesamen werden vorwiegend bei Impotenz, rheumatischen Erkrankungen, Asthma, aber ebenso bei Kopfschmerzen, Bluthochdruck, Nierenerkrankungen, Nierensteinen und nicht zuletzt auch bei Prostatabeschwerden eingesetzt.

Senf

Beim Senf gilt es, zwischen dem weißen, braunen und schwarzen Senf zu unterscheiden *(Sinapis alba, Brassica juneca, Brassica nigra)*.

Während der weiße Senf im Osten Rußlands, in China, Indien und Japan beheimatet ist, stammt der schwarze Senf aus dem Mittelmeergebiet. Der Braunsenf stammt ursprünglich aus Indien und dem Vorderen Orient.

Der *schwarze* Senf ist eine stark verzweigte Pflanze mit gestielten Blättern. Die Schoten beinhalten kugelige Samen, die in einer hellbraunen bis dunkelbraunen Samenschale liegen. Im Gegensatz dazu hat der *weiße* Senf unregelmäßig-buchtige, gezähnte Blätter, und die Samen der Senfschoten sind von gelblichweißen Samenschalen umschlossen.

Als wichtige Inhaltsstoffe sind Senfölglykosid und Sinalbin zu nennen, das nach Wasserzusatz scharf riechendes Allylsenföl beim schwarzen und Sinalbinsenföl beim weißen Pfeffer liefert.

Der scharfe, etwas stechende Senfgeschmack wird in der Küche vor allem in Form von Speisesenf vielseitig eingesetzt. Speisesenf enthält aber nicht nur gemahlene Senfsaat, sondern auch noch Wasser, Essig, Salz und Zucker.

Während ganze Senfkörner für Fischmarinaden und das Einlegen saurer Gurken verwendet werden, würzt man Braten- und Salatsoßen, Dressings, Dips und Mayonnaisen gerne mit Senfsaat. Für die Gewürzheilkunde sind aber nur die Senfkörner von Bedeutung, die am besten frisch gekauft und dann selbst gemahlen werden sollten.

Heilwirkungen

Senf ist ein sehr altes Gewürz, das aber auch schon eine lange Geschichte als Heilmittel hat. In der Gewürzheilkunde profitieren wir von den verdauungsfördernden, kreislaufstabilisierenden, entzündungshemmenden, antirheumatischen, durchblutungsfördernden und reinigenden Wirkungen des Senfs, den wir bei Heiserkeit, Bronchitis, grippalen Infekten, bei Kreislaufproblemen, Gastritis, Magen- und Zwölffingerdarmgeschwüren, Arthritis, Rheuma, Gicht, Nervenentzündungen und Durchblutungsstörungen einsetzen können.

Süßholz

Süßholz *(Glycyrrhiza glabra)*, bei uns auch als Lakritze oder Lakritzenwurzel bekannt, kommt ursprünglich aus dem Mittelmeerraum und wird heute auch in Südwestasien, Nordafrika und Mittelamerika kultiviert.

Die Pflanze, die zu den Schmetterlingsblütlern gehört, hat einen holzigen Wurzelstock, der innen gelb gefärbt ist. An der Staude wachsen Blätter mit 9 bis 17 unterseits drüsig-klebrigen Teilblättern. Die lila Blüten entwickeln sich zu Früchten und Hülsen weiter.

Der wichtigste Inhaltsstoff ist die Glycyrrhizinsäure, die etwa 40mal süßer als Rohrzucker ist, ferner ist noch Flavonoid Liquiritin nennenswert.

Süßholz ist heutzutage vor allem für die Lakritzherstellung und damit für die Süßwarenindustrie von großer Bedeutung. Für die Gewürzheilkunde können Sie notfalls Lakritzstangen verwenden. Besser ist es jedoch, die getrockneten und geschälten Wurzeln zu verarbeiten.

Heilwirkungen

Während bereits die Alten Griechen Süßholzwurzeln vereinzelt gegen Beschwerden einsetzten, gibt es heute großflächige Süßholzplantagen, vor allem in Italien und der Türkei, wo die Pflanze nicht zuletzt auch für die Herstellung von Arzneimitteln angebaut wird.

Die Süßholzwurzel gilt als schleimlösend, wassertreibend, entzündungswidrig und vor allem auch als entgiftend. Ferner ist auch eine schmerzstillende, antibakterielle, antiseptische und allgemein harmonisierende Wirkung zu beobachten.

Vor allem bei Erkältungen, Halsschmerzen, Husten, bei Darmträgheit und Hämorrhoiden aber ebenso bei Gicht, Rheuma, Bluterkrankungen, Diabetes, Herpes und Candidamykose kann dieses Gewürz den Heilungsprozeß anregen und beschleunigen.

Thymian

Thymian *(Thymus vulgaris)* ist im südeuropäischen Raum heimisch und wird heute nicht nur in Griechenland, Albanien, Bulgarien, Ungarn, Spanien und Polen, sondern auch in Rußland, Kanada und den USA kultiviert.

Bei Thymian, oder besser gesagt beim Echten Thymian, handelt es sich um einen aromatisch duftenden, 20 bis 30 Zentimeter hohen, buschigen Strauch, der weiß-filzig behaarte Blätter mit leicht eingerollten Rändern entwickelt. Die Blüten sind hellviolett.

Die wichtigsten Inhaltssoffe im ätherischen Öl sind Thymol, Carvacrol, Linalool und Borneol.

Thymian wird sowohl als frisches Kraut wie auch als getrocknetes Gewürz verwendet, wobei einzig die konzentrierte, getrocknete Form für die Gewürzheilkunde in Frage kommt.

In der Küche wird Thymian als Gewürz besonders gerne auf dem Balkan, in England und in Frankreich eingesetzt. Vor allem in Frankreich werden nahezu alle Fleisch-, Fisch-, Gemüse- und Eierspeisen mit Thymian gewürzt.

Aber auch in verschiedenen Wurstsorten, in Kräuteressig und Likören wird Thymian verwendet, und in England wird dieses Gewürz sogar für das Würzen süßer Speisen verwendet.

Heilwirkungen

Bereits im Alten Ägypten diente Thymian zum Einbalsamieren der Toten. In den meisten Mittelmeerländern wird Thymian schon lange als Heilmittel eingesetzt. Seit die Benediktiner das Gewürz nach Deutschland brachten, wo es unter anderem auch von der Heiligen Hildegard von Bingen verwendet wurde, hat sich die Heilkraft dieser Pflanze auch bei uns bewährt.

Thymian wirkt desinfizierend, allgemein kräftigend und antibakteriell. Er regt die Blutbildung an, hemmt Entzündungen, ist hustenstillend und krampflösend. Wir setzen dieses Gewürz zur Wunddesinfektion, bei Hämorrhoiden, Grippe, Erkältungen, Husten, Bronchitis, Prostatabeschwerden, Blasenschwäche, Zahnfleischproblemen, Anämie sowie auch bei verschiedenen Infektionen ein.

Vanille

Vanille (*Vanilla planifolia*) kommt ursprünglich aus Mexiko und wird heute auch in Guatemala, Madagaskar, Indonesien und Uganda angebaut.

Vanille wächst als mehrjährige Schlingpflanze an Bäumen und zählt zur Gattung der Orchideen. Sie wird bis zu 10 Metern hoch und bildet dicke, eiförmige Blätter. Aus der befruchteten Blüte entwickelt sich die braune Frucht, eine aus drei Fruchtblättern gebildete, schotenähnliche Kapsel mit Samen.

Als Gewürz werden vor allem die Vanillestangen, die durch Trocknung eingeschrumpften Fruchtkapseln der Gewürzvanille, verwendet.

Zu den wichtigsten Inhaltsstoffen gehören Vanillin, Vanillinalkohol sowie Spuren von p-Hydroxybenzaldehyd, Essigsäure, Phenole, Phenolether und andere.

Als Vanilleschoten oder in gemahlener Form wird Vanille bei uns vor allem für Backwaren, Süßspeisen wie Vanillepudding, in Schokolade, Getränken, süßen Soßen, aber auch in Parfums verwendet.

Heilwirkungen

Die Echte Vanille wurde bereits von den Azteken und von den Indianern verwendet, die vermutlich auch schon einige Heilwirkungen der Pflanze gekannt haben dürften.

In der Gewürzheilkunde wird Vanille vor allem wegen seiner hautreinigenden, antimikrobiellen und entzündungshemmenden Eigenschaften geschätzt. Besonders interessant ist aber auch die fungizide, also die pilztötende Wirkung der Vanille.

Insbesondere bei Pilzinfektionen beziehungsweise Pilzbefall aber auch bei Hauterkrankungen wie Neurodermitis, bei Ekzemen und nicht zuletzt auch bei Augenleiden ist Vanille ein beliebtes Heilmittel.

Wacholder

Der Wacholderbaum (*Juniperus communis*) ist in Mitteleuropa sowie in Nordasien und Nordamerika beheimatet. Wacholder gehört zur Gattung der Zypressengewächse.

Der immergrüne, meist zweihäusige Strauch oder Baum mit den kleinen, stacheligen Nadeln bringt gelbe Blüten hervor. An den weiblichen Pflanzen entwickeln sich die Beerenzapfen mit dreistrahligem Stern, die im reifen Zustand eine bläulich-schwarze Farbe annehmen. Die reifen und getrockneten Beeren liefern das Gewürz.

Als Hauptinhaltsstoffe sind das ätherische Öl mit Pinen und Terpinenol-4 sowie ferner Flavonglykoside, Gerbstoffe und Invertzucker zu nennen.

Wacholder ist bei uns sehr bekannt und wird auch als Rechholder, Reckholder, Räucherstrauch, Quakelbeere, Machandel, Kronawett, Kranawitt, Krammetbeere, Kaddigbeere, Feuerbaum oder Granwirlbeere bezeichnet.

In der Küche wird Wacholder zum Würzen herzhafter Fleischspeisen, für Sauerkraut, Marinaden, Rindfleisch aber auch für Fleischkonserven, Pökelfleisch und französische *Patés* verwendet. Außerdem ist Wacholder auch in einigen alkoholischen Getränken wie *Gin* und *Genever* enthalten.

Heilwirkungen

Auch Wacholder ist in der Volksmedizin schon seit langem als Heilpflanze bekannt und wurde beispielsweise auch von Pfarrer Kneipp eingesetzt. Wacholder hat zahlreiche positive Wirkungen auf unsere Gesundheit. So wirkt dieses Gewürz nicht nur entzündungshemmend, antirheumatisch, entwässernd und appetitanregend, sondern auch kräftigend, harntreibend und stoffwechselanregend.

Als Einsatzmöglichkeiten bieten sich vor allem rheumatische Erkrankungen, Gicht, Magen-Darmbeschwerden, Halsentzündungen, Wunden, Abszesse, Hauterkrankungen und Allergien an. Für die Verwendung als Heilmittel ist es am günstigsten, die Wacholderbeeren vor Gebrauch zu zerstampfen. Wacholder muß immer niedrig dosiert werden, und von einer Verwendung in der Schwangerschaft oder bei Nierenproblemen ist dringend abzuraten!

Zimt

Zimt, auch als Canehl, Kaneel oder Ceylonzimt bezeichnet, stammt ursprünglich aus Sri Lanka (früher Ceylon) und wird heute vorwiegend in Südindien, Madagaskar und auf den Seychellen angebaut.

Der wildwachsend bis zu 20 Meter hohe Ceylonzimtbaum *(Cinnamonum zeylancium)* gehört zur Gattung der Lorbeergewächse. Als Gewürz wird die weniger als einen Millimeter dicke Innenrinde der kleineren Zweige verwendet. Die Rinde wird abgeschält, getrocknet und kommt dann in zusammengerollten, ineinandergesteckten Stücken als Stangenzimt in den Handel.

Zu den wichtigsten Inhaltsstoffen zählen Zimtaldehyd, ferner noch Eugenol, Linalool, Safrol, Kampfer und einige andere.

In der Küche wird Zimt vor allem zum Würzen von Backwaren und Süßspeisen, so etwa für Kompotte, eingesetzt. Aber auch im Glühwein und in verschiedenen Likören wird Zimt, der auch ein wichtiger Bestandteil von Currymischungen ist, zum Aromatisieren verwendet.

Heilwirkungen

Zimt ist eines der ältesten Gewürze der Welt und spielte im antiken und mittelalterlichen Handel mit Arabien und Indien eine wichtige Rolle. In China sind die Heilwirkungen von Zimt bereits seit mehr als 4000 Jahren bekannt.

Für die Gewürzheilkunde sind vor allem die antiseptischen, antimikrobiellen, fungiziden, kreislaufstimulierenden, durchblutungs- und verdauungsfördernden Wirkungen dieses Gewürzes interessant. Zimt übt aber auch eine harmonisierende Wirkung auf die Körperrhythmen aus.

Wir verwenden dieses Gewürz nicht nur bei Akne, Herzerkrankungen, Kreislaufschwäche, niedrigem Blutdruck, Durchblutungsstörungen, Arteriosklerose, Atembeschwerden, Erkältungen, Asthma, Darminfektionen, Durchfall, Erbrechen und Übelkeit, sondern auch dann, wenn wir durch chronische Leiden erschöpft sind.

Allgemeines zur Anwendung

In der Gewürzheilkunde gibt es viele unterschiedliche Möglichkeiten, Gewürze als Heilmittel zu nutzen. So können wir sie beispielsweise in Form von Gewürzbädern, Gewürzinhalationen oder Gewürzölen für die Haut einsetzen. Ebenso können wir Gewürze natürlich auch einnehmen, indem wir sie etwa in Form von Gewürzsud oder Tees zu uns nehmen.

Prinzipiell unterscheiden wir zwischen inneren und äußeren Anwendungsmöglichkeiten. Die Anwendungen sind natürlich stark von der Art der jeweiligen Erkrankung abhängig, und so werden wir bei Bronchitis naturgemäß eher zur Inhalation, bei Magenbeschwerden eher zum Tee raten.

Dennoch wird die wichtigste Anwendung immer die Einnahme der Gewürze sein, da Gewürze ihre Heileffekte „von innen heraus" am besten entfalten. Durch die orale Aufnahme der Gewürze und den natürlichen Weg über die Blutbahn bis in alle Zellen hinein, können die pflanzlichen Heilmittel den gesamten Organismus am besten stärken und harmonisieren. Manchmal ist aber auch gerade die Kombination aus innerer und äußerer Anwendung am erfolgversprechendsten.

Vergessen wir niemals, daß die Gewürzheilkunde vor allem dazu dient, die Seele zu harmonisieren und dadurch die eigenen Abwehr- und Selbstheilungskräfte zu mobilisieren. Die Gewürze richten sich also weniger gegen die Krankheit als solche, sie aktivieren vielmehr die Kraft unseres „inneren Arztes" und geben uns mehr Energie für die Überwindung der Erkrankung. Von daher läßt sich die Gewürztherapie auch sehr gut mit der zuweilen unverzichtbaren, schulmedizinischen, mehr symptomorientierten Therapie kombinieren.

Gerade bei schwerwiegenden Erkrankungen sollten Sie von der Möglichkeit profitieren, Naturheilmethoden mit den modernsten operativen und medikamentösen Verfahren für Ihre Heilung einzusetzen und sich gewissermaßen „beider Welten" zu bedienen. Doch trotz aller Fortschritte der modernen Medizin darf nicht vergessen werden, daß wir immer nur dann wirklich geheilt werden können, wenn unsere Selbstheilungskräfte ins Spiel kommen und die Regie übernehmen, um sich gegen krankmachende Einflüsse von außen in Form von Bakterien, Viren, Giften usw. zu wehren.

Bei diesem Prozeß der Selbstheilung treten nun die besonderen Stärken von Naturheilverfahren wie der Gewürzheilkunde zutage. Doch diese Methoden helfen nicht nur im Krankheitsfall, indem sie dazu beitragen, die Heilung einzuleiten und den Heilungsprozeß zu beschleunigen, sondern sie stärken auch die Körper-Seele-Einheit, wodurch das Risiko künftiger Erkrankungen erheblich gemindert wird und zahlreiche Leiden, mit denen wir sonst konfrontiert wären, gar nicht erst auftauchen können.

Die innere Anwendung

Wie gesagt, sind Gewürze vor allem für die innere Anwendung zu empfehlen, und so werden wir bei der Behandlung zahlreicher Erkrankungen auch immer wieder die Einnahme der Gewürze empfehlen.

Gewürze sind sehr subtile Heilmittel, die auch entscheidend zu einer *seelischen* Harmonisierung beitragen können, indem sie negative Gemütszustände auflösen und positive Seelenkräfte unterstützen. In diesem Zusammenhang haben wir die homöopathischen Gewürzheilmittel, die auf der Ebene des Unterbewußtseins wirken, in unserem ersten Buch *„Heilen mit Gewürzen"* genauestens beschrieben. Dabei handelt es sich jedoch nicht um klassische homöopathische Mittel, sondern vielmehr um durch Potenzierung gewonnene Heilmittel, die übrigens ohne weiteres von jedem selbst hergestellt werden können.

Da wir uns in unserer *„Gewürzheilkunde"* nun jedoch auf die „rein körperlichen" Beschwerden (die aber natürlich immer auch einen seelischen Hintergrund haben), konzentrieren wollen, werden wir im folgenden ausschließlich auf die Anwendungsmöglichkeiten zu sprechen kommen, die sich besonders gut zur wirksamen Behandlung der jeweiligen Krankheit eignen.

Gewürzsud

Zu den wirkungsvollsten inneren Anwendungen zählt zweifellos der Gewürzsud. Dabei ist der Gewürzsud nicht nur sehr wirksam, sondern darüber hinaus auch noch sehr einfach herzustellen. Für die Zubereitung dieses Suds erhitzen Sie einen halben Liter Wasser auf dem Herd, bis er heiß ist, aber noch nicht kocht. Sollte das Wasser doch einmal kochen, so lassen Sie es kurz ein wenig abkühlen.

In dieses heiße Wasser geben Sie dann ein bis zwei Teelöffel möglichst frisch gemahlene Gewürze[3] und lassen das Ganze fünf Minuten lang ziehen. Verwenden Sie keinesfalls mehr als 2 Teelöffel Gewürz. Dies gilt vor allem auch für Kombinationen, in denen zwei bis vier verschiedene Gewürze verwendet werden: Auch hier sollte die Gesamtmenge immer nur höchstens 2 Teelöffel betragen. Seihen Sie die festen Bestandteile dann mit Hilfe eines Kaffeefilters oder eines sehr feinen Siebes ab.

Lassen Sie den Sud kalt werden, geben Sie ihn in ein luftdicht verschließbares, dunkel gefärbtes Glas, wie Sie es zum Beispiel in der Apotheke kaufen können (500 ml Flasche). Nehmen Sie dann 1–5mal täglich 1–3 EL davon vor den Mahlzeiten ein. Die genaue Dosierung des Sudes bei den jeweiligen Rezepten. Am besten stellen Sie nicht zu große Mengen auf einmal her, da es besser ist, den Sud immer wieder frisch zuzubereiten.

Gewürztees

Während Kräutertees bei uns recht gut bekannt sind, gehören Gewürztees hierzulande eher noch zu den „exotischen" Getränken. Im Ayurve-

---

[3] Natürlich ist jedes Gewürz individuell zu dosieren. Die Mengenangaben sind lediglich Richtlinien, an denen Sie sich orientieren können. Vertrauen Sie Ihrer Intuition!

da werden Gewürztees schon seit Tausenden von Jahren mit viel Erfolg verwendet. Vielleicht kennen Sie ja den inzwischen auch bei uns bekanntgewordenen *„Yogi-Tee"* oder die in vielen Naturkostläden und Reformhäusern erhältlichen Ayurvedatees, wie etwa den *„Frauen-Tee"*, den *„Atem-Tee"*, den *„Revitalize-Tee"* oder andere Gewürztees.

Während Gewürzsud als Heilmittel geschmacklich leider nicht immer befriedigt, können Gewürztees durchaus schmackhaft zubereitet werden. Wenn Sie keine Einwände gegen schwarzen Tee haben, können Sie die Gewürze auch gerne mit einem halben Teelöffel hochwertigem Schwarztee wie beispielsweise Ceylontee mischen und das Ganze dann noch zusätzlich mit etwas Honig süßen.

Die Herstellung eines Gewürztees ist sehr einfach: Geben Sie einen Teelöffel Gewürz, dem Sie – nach Wunsch – einen halben Teelöffel Schwarztee hinzufügen, in einen Teefilter, und überbrühen Sie das Ganze mit einer großen Tasse heißem, jedoch nicht mehr kochendem Wasser. Lassen Sie den Tee dann einfach fünf bis zehn Minuten lang ziehen, süßen Sie mit etwas Honig, und trinken Sie ihn möglichst langsam.

Im Gegensatz zum Gewürzsud, den wir ja immer nur eßlöffelweise einnehmen, sollten wir Gewürztee normalerweise nur einmal täglich, am besten morgens nach dem Frühstück oder abends vor dem Zubettgehen trinken.

Gewürzmilch

Als dritte und letzte Möglichkeit der inneren Anwendung sei hier noch die heiße Gewürzmilch genannt, die eine gute Alternative zum Gewürztee darstellt, sofern Sie nicht unter einer Allergie gegen Milchprodukte leiden.

Für die Herstellung verwenden Sie möglichst frische Vollmilch oder noch besser Rohmilch. Erwärmen Sie eine große Tasse Milch, doch nehmen Sie die Milch unbedingt vom Herd, bevor sie kocht.

Vermischen Sie einen Teelöffel fein gemahlene Gewürze und einen Teelöffel Honig in der Milch, die Sie dann möglichst trinken sollten, solange sie noch schön warm ist.

Ebenso wie Gewürztee wird auch Gewürzmilch nur einmal täglich genossen, wobei die festen Gewürzbestandteile diesmal nicht abgeseiht, sondern mitgetrunken werden.

Die äußere Anwendung

Obwohl die inneren Anwendungen und vor allem der Gewürzsud besonders wichtig sind, um den erkrankten Organismus wieder zu harmonisieren, gibt es doch auch einige äußere Anwendungen, die sehr wertvoll sind, da sie den Heilungsprozeß erheblich beschleunigen können. Wir werden hier nun die wichtigsten Anwendungen kurz beschreiben.

Hautöl und Salbe

Bei einigen Erkrankungen werden wir Ihnen empfehlen, sich ein Hautöl oder eine Salbe mit Gewürzen anzureichern. Dazu müssen Sie dann natürlich möglichst fein gemahlene Gewürze verwenden.

Für ein Hautöl eignet sich erfahrungsgemäß kaltgepreßtes Mandelöl oder auch Haselnußöl am besten. Achten Sie beim Einkauf jedoch unbedingt auf eine hochwertige Qualität, und kaufen Sie wirklich nur kaltgepreßtes, natives Öl. Gewürze wirken ja bereits in sehr kleinen Dosen, und gerade bei Ölen und Salben brauchen Sie nur sehr wenig Gewürz zu verwenden.

Um ein Gewürzöl herzustellen, mischen Sie einfach einen guten Eßlöffel Mandel- oder Haselnußöl mit höchstens einem halben Teelöffel gemahlenem Gewürz. Oft genügt bereits eine Messerspitze Gewürz.

Achten Sie darauf, die Gewürze immer sehr gründlich mit dem Öl zu vermischen, was leichter fällt, wenn Sie das Öl vorher ein wenig erhitzen. Dies können Sie entweder im Wasserbad tun, was die beste Methode ist, oder in einem kleinen Töpfchen auf dem Herd, wobei Sie darauf achten müssen, daß das Öl keinesfalls zu heiß wird; es genügt vollkommen, wenn das Öl leicht angewärmt wird.

Vermischen Sie das erwärmte Öl sofort mit den Gewürzen, und tragen Sie es dann frisch auf die Haut auf. Obwohl Sie natürlich auch einmal etwas größere Mengen herstellen können, ist es doch am besten, wenn Sie dieses Öl immer nur für ein bis zwei Anwendungen herstellen und es dann jedesmal frisch anrühren.

Als Grundsubstanz können Sie statt des Öls auch eine gute Bodylotion oder eine Salbe verwenden. Auch hier gilt, daß auf einen guten Eßlöffel Lotion etwa eine Messerspitze Gewürz kommt. Selbiges gilt für die Herstellung von Salbe, die sich jedoch weniger empfiehlt, da sich Gewürze in Salbe naturgemäß schwieriger vermischen lassen als in Öl oder Lotionen.

Die mit Gewürzen angereicherten Hautöle, Hautlotionen oder Salben werden normalerweise zweimal täglich, und zwar morgens und abends, auf die betroffenen Hautpartien aufgetragen.

Gewürzbäder

Vielleicht wissen Sie ja bereits, daß Vollbäder eine sehr positive Wirkung auf den Genesungsprozeß ausüben. Ebenso wie Kräuter sind auch Gewürze wunderbare Badezusätze, denn die Gewürze ermöglichen es uns, auf spezielle Leiden konkret einzugehen. Beim Gewürzbad trifft die Heilkraft der Gewürze noch mit der Heilkraft des Wassers zusammen[4], und es ist wirklich gar nicht schwierig, Gewürzbäder anzurichten.

Lassen Sie sich dazu einfach ein warmes Vollbad ein. Die günstigste Temperatur dafür liegt etwa bei 35 Grad Celsius. Als Badezusatz benützen Sie ein Gewürzwasser, das Sie wie folgt zubereiten.

Bringen Sie einen halben Liter Wasser zum Kochen, fügen Sie einen halben Eßlöffel Gewürz hinzu, lassen Sie das Ganze einige Minuten lang ziehen, und kippen Sie die Mischung dann ins warme Badewasser – und zwar durch einen Filter. Wenn Sie möchten, können Sie dem Badewasser zusätzlich noch einen kleinen Schuß Apfel- oder Obstessig oder

---

[4] Siehe dazu auch unser Buch *Mit Wasser heilen*. Aurum, Braunschweig 1995

auch einmal einen Schuß Milch (am besten Rohmilch) oder süße Sahne hinzufügen, um dadurch die hautanregenden beziehungsweise hautpflegenden Eigenschaften zu verstärken.

Die durchschnittliche Badedauer sollte bei 15 bis höchstens 25 Minuten liegen, aber wichtiger als der Blick auf die Uhr ist natürlich immer Ihr persönliches Wohlbefinden. Nach dem warmen Gewürzbad sollten Sie sich noch kurz mit kaltem Wasser abbrausen, um den Kreislauf anzuregen und die Hautdurchblutung zu fördern. Ebenso wie Kräuterbäder, so ist auch bei Gewürzbädern zu beachten, daß man sie nicht öfter als zwei- bis höchstens dreimal pro Woche durchführen sollte.

Waschungen, Umschläge, Kompressen

Natürlich können wir Gewürze nicht nur für das Badewasser, sondern ebenso auch für Waschungen, Umschläge usw. einsetzen. Um das Wasser für die Waschungen, die ja – wie Sie vielleicht wissen – auf den Pfarrer Sebastian Kneipp zurückgehen, mit Gewürzen anzureichern, bringen wir etwa einen Liter Wasser zum Kochen, fügen insgesamt einen halben Eßlöffel Gewürz hinzu, lassen das Ganze mindestens fünf Minuten lang ziehen, wobei das Wasser während dieser Zeit nicht mehr weiterkochen oder -köcheln darf, und seihen dann durch ein Sieb ab.

Für Waschungen benötigen wir kaltes Wasser, was bedeutet, daß wir die Mischung erst vollkommen abkühlen lassen sollten, bevor wir mit der Anwendung beginnen.

Für die Waschung können Sie dann einen Waschlappen benutzen, doch besser ist es, ein grobes – nicht zu kleines – Leinentuch in das Gewürzwasser zu tauchen. Da Leinentücher relativ viel Wasser „schlucken", brauchen Sie möglicherweise die doppelte Menge Wasser und entsprechend natürlich auch die doppelte Menge an Gewürzen.

Obwohl man natürlich nur Teilwaschungen wie die Oberkörperwaschung durchführen kann, sollten Sie besser immer Ganzkörperwaschungen vornehmen. Tauchen Sie das Tuch dazu ins Gewürzwasser ein, und waschen Sie zunächst von der rechten Achsel ausgehend die Innenseite des rechten Armes bis zur Hand. Waschen Sie dann die Oberseite des Armes.

60

Wenn Sie bei der Schulter angelangt sind, fahren Sie über die rechte Brust nach unten, über den rechten Bauch. Nehmen Sie das Leinentuch dann in die rechte Hand und wechseln Sie zur linken Seite, wo Sie das Tuch über die linke Bauchseite und die linke Brust nach oben zur linken Schulter führen. Waschen Sie dann die Oberseite des linken Armes hinab über den Handrücken und die Unterseite des Armes wieder hinauf bis zur Achselhöhle.

Halten Sie das Leinentuch danach mit beiden Händen, und führen Sie es hinter den Rücken, wobei Sie die rechte Hand nach oben und die linke nach unten nehmen. So können Sie das Tuch diagonal über den Rücken führen, also von der rechten Schulter bis zur linken Hüfte. Ziehen Sie das Tuch einige Male über dem Rücken hin und her, und wechseln Sie dann die Stellung der Arme, um das Ganze andersherum zu wiederholen. Die Waschung des Rückens kann natürlich nur mit einem einigermaßen langen Leinentuch ausgeführt werden.

Tauchen Sie das Tuch zwischendurch immer wieder einmal ins Gewürzwasser ein. Nachdem Sie mit dem Oberkörper fertig sind, führen Sie das Tuch nun an der Seite des Körpers nach unten, bis zur linken Hüfte. Dann waschen Sie die Vorderseite des linken Beines, fahren das Bein hinab, über den Fuß, die Fußsohle und über die Rückseite des Beines wieder nach oben.

Nachdem Sie das Tuch erneut in das Gewürzwasser eingetaucht haben, nehmen Sie es in die linke Hand und setzen an der rechten Hüfte an. Waschen Sie dann die Vorderseite des rechten Beines, den Fußrücken, die Fußsohle und dann die Rückseite des Beines.

In einigen Fällen werden wir Ihnen auch Gesichtswaschungen empfehlen. Dazu wird das Gewürzwasser wie oben, also mit einem Liter Wasser und einem halben Eßlöffel Gewürz zubereitet. Schließen Sie bei Gesichtswaschungen immer die Augen, und verwenden Sie einen frischen Waschlappen oder Ihre Hände. Natürlich müssen Sie das Wasser abkühlen lassen, bis es eine angenehme, lauwarme Temperatur erreicht hat. Sie sollten Ihr Gesicht nach der Gewürzwaschung noch kurz mit klarem Wasser abwaschen.

Gewürzumschläge

Für Gewürzumschläge beziehungsweise Auflagen oder auch Kompressen wird ein feuchtes Leinentuch mit dem Gewürzwasser getränkt, auf die entsprechenden Körperstellen gelegt und mit einem weiteren, trockenen Leinentuch abgedeckt. Über das Ganze wird dann noch eine wärmende Wolldecke gelegt.

Wir unterscheiden zwischen kalten und warmen Umschlägen, denn bei einigen Erkrankungen ist es günstiger, mit Wärme zu behandeln, während andere Leiden die Behandlung mit Kälte erfordern.

Sowohl für kalte als auch für warme Umschläge beziehungsweise Auflagen bringen wir wieder etwa einen Liter Wasser zum Kochen, fügen einen halben Eßlöffel Gewürz hinzu und lassen das Ganze mindestens fünf Minuten lang ziehen. Dabei achten wir wiederum darauf, daß das Wasser in dieser Zeit nicht mehr weiterkocht, und dann seihen wir wie gewohnt durch ein Sieb ab.

Der kalte Gewürzumschlag

Tauchen Sie das grobe Leinentuch in das kalte Gewürzwasser ein, wringen Sie es dann ein wenig aus, so daß es gut feucht, aber nicht naß ist. Für einen großen Oberkörperumschlag legen Sie sich dann ins Bett, wobei Sie das Tuch über Ihren Oberkörper, genauer gesagt über Brust, Bauch und oberes Drittel der Oberschenkel legen. Bedecken Sie das feuchte Tuch mit einem trockenen Leinentuch, das mindestens genauso groß sein sollte wie das feuchte Tuch, und decken Sie sich dann noch mit einer dicken Wolldecke zu. Lassen Sie den Umschlag etwa 30 bis 40 Minuten einwirken.

Sie sollten den kalten Gewürzumschlag nur ein- bis zweimal täglich auflegen. Natürlich können Sie auch kleinere Umschläge nach dem selben Prinzip anfertigen und sie auf relativ kleine Hautflächen auflegen.

Der warme Gewürzumschlag

Im Prinzip gehen Sie genauso vor wie beim kalten Gewürzumschlag, nur daß das Leinentuch diesmal in das noch warme Gewürzwasser eingetaucht wird. Je wärmer Sie es aushalten, desto besser, aber natürlich darf das Wasser auch nicht so heiß sein, daß Sie sich verbrennen.

Legen Sie das warme, getränkte Leinentuch wieder – wie oben beschrieben – über den Oberkörper beziehungsweise über die zu behandelnde Körperstelle. Bedecken Sie den feuchten Umschlag mit einem trockenen Leinentuch, und decken Sie die Stelle dann wiederum mit einer Wolldecke ab.

Im Gegensatz zum kalten Umschlag sollte der warme Umschlag nur 20 bis 30 Minuten lang aufliegen, wobei man warme Umschläge auch zwei- bis dreimal täglich anwenden darf.

Augenkompressen

Für Augenkompressen mit Gewürzmischungen verwenden Sie einfach die handelsüblichen Wattebäuschchen. Bereiten Sie sich einen milden Gewürztee zu. Dazu überbrühen Sie knapp einen halben Teelöffel Gewürz mit einer großen Tasse heißem Wasser und lassen das Ganze höchstens fünf Minuten ziehen. Danach seihen Sie ab und lassen den Tee schließlich bis auf Zimmertemperatur abkühlen. Legen Sie die Wattebäuschchen, die Sie kurz in den Tee eintauchen und dann sanft auswringen, auf die geschlossenen Augen, und lassen Sie die Kompressen etwa 10 Minuten lang einwirken.

Gurgeln

Natürlich können Sie Gewürze auch dazu benutzen, sich ein Gurgelwasser zuzubereiten. Dies ist höchst einfach, da Sie dazu im Grunde nur einen Gewürztee benötigen. Sie geben also einen Teelöffel Gewürz in einen Teefilter und überbrühen das Ganze mit einer großen Tasse heißem, jedoch möglichst nicht mehr kochendem Wasser. Im Gegensatz zum Gewürztee sollten Sie für die Gurgellösung natürlich keinen Schwarztee und auch keinen Honig beimischen. Lassen Sie die Gewürze dann wiederum fünf bis zehn Minuten lang ziehen, und lassen Sie den Tee dann so lange abkühlen, bis er nur noch lauwarm bis warm ist. Gurgeln Sie dann wie gewohnt mit diesem Gurgelwasser. In hartnäckigen Fällen kann es durchaus nötig sein, bis zu viermal täglich zu gurgeln, was jedoch immer nach den Mahlzeiten geschehen sollte.

Inhalationen

Obwohl wir bei Inhalationen Dampf einatmen, handelt es sich hierbei nicht wirklich um klassische Dampfbäder beziehungsweise Kopfdampfbäder. Es ist daher nicht nötig, daß wir uns mit dicken Wolldecken behangen über einen dampfenden Wassertopf beugen, wie dies beim klassischen Kopfdampfbad der Fall ist.

Bei Gewürzinhalationen handelt es sich um eine sanftere Methode, fast könnte man sagen um eine Atemübung. Dazu genügt es, wenn Sie ein mittelgroßes, feuerfestes Gefäß mit kochendem Wasser füllen, in das Sie dann zwei bis drei Teelöffel Gewürz rühren. Stellen Sie das Gefäß möglichst auf einen Untersetzer. Um Ihr Haar zu schützen, können Sie es mit einem Handtuch umwickeln.

Beugen Sie sich dann einfach leicht über das Gefäß, so daß Sie die Dämpfe einatmen können. Gehen Sie mit dem Gesicht immer nur so nahe an die Wasseroberfläche heran, daß die Dämpfe noch angenehm bleiben. Sobald der Dampf schwächer wird, können Sie den Abstand zum Gefäß verringern. Schließen Sie beim Inhalieren immer die Augen, und bleiben Sie möglichst entspannt, was übrigens nur gelingt, wenn der Tisch hoch beziehungsweise der Stuhl niedrig genug ist, so daß Sie nicht krumm über dem Gefäß gebeugt sitzen müssen.

Ätherische Öle

Sicherlich haben Sie schon von der Aromatherapie[5] gehört. Bei dieser Methode werden die sogenannten ätherischen Öle, die meist durch De-

---

[5] Siehe dazu auch unser Buch *Aromatherapie – Düfte für die Seele.* Humboldt, München 1995

stillation gewonnen werden, dazu benutzt, die Psyche und damit auch den Körper des Menschen zu harmonisieren.

Wie alle Pflanzen, so enthalten natürlich auch die Gewürzpflanzen diese ätherischen Öle, die für den Geruch und den Geschmack besonders bedeutsam sind. In der Aromatherapie werden diese Öle in Duftlampen verdampft oder verschiedenen Kosmetika, zuweilen aber auch der Nahrung zugefügt. Da einige Gewürze auch in Form ätherischer Öle auf dem Markt sind, denken wir nur an Anis-, Muskat-, Thymian-, Vanille- oder Zimtöl, werden wir Ihnen als Alternative zu den reinen Gewürzen in einigen Fällen zur Verwendung dieser Öle raten.

Beachten Sie dabei jedoch, daß nur hochwertige, ätherische Öle, wie sie im Naturkosthandel erhältlich sind, verwendet werden sollten, und halten Sie sich unbedingt an die Dosierungsempfehlung.

Nach unserer Erfahrung bewähren sich ätherische Öle von Gewürzpflanzen vor allem für Inhalationen und auch noch für einige andere äußere Anwendungen. Doch ersetzen diese Öle keinesfalls die reinen Gewürze und ergänzen somit lediglich die Palette der Heilanwendungen innerhalb der Gewürzheilkunde.

Gewürzmischungen

Im Kapitel „Die Verwendung der Gewürze bei Beschwerden" werden wir bei jeder der aufgelisteten Erkrankungen Rezepte für Gewürzanwendungen aufführen. Dabei wird es sich fast immer um Mischungen aus mindestens zwei, oft auch mehr Gewürzen handeln. Die Kombination verschiedener Gewürze hat sich für die Heilung von Erkrankungen im körperlichen Bereich beziehungsweise für die Linderung körperlicher Beschwerden als besonders wirksam erwiesen.

Nehmen wir ein Beispiel: Chili ist ein Gewürz, das besonders gut gegen Fieber und Kreislaufschwäche wirkt, das jedoch für sich genommen nicht unbedingt gegen Erkältungskrankheiten wie Schnupfen eingesetzt werden würde.

Im Gegensatz dazu ist Anis beispielsweise ein Gewürz, das durchaus gegen Erkältungen eingesetzt werden kann. Nun hat sich aber gezeigt, daß gerade durch eine Kombination aus Chili und Anis sehr gute Effekte in bezug auf Erkältungen zu erwarten sind, weil eben nicht nur die entzündungshemmende und atembefreiende Wirkung von Anis sondern auch die kreislaufstabilisierende Wirkung von Chili bei Schnupfen wichtig sind. Hinzu kommt, daß Chili auch gegen Fieber wirkt und die Einnahme es verhindert, daß aus einem Schnupfen eine fieberhafte Erkältung werden kann.

Nehmen wir noch die entschlackende Wirkung von Liebstöckel und die reinigende Wirkung des Senfs hinzu, so erhalten wir ein hoch wirksames Mittel gegen Erkältungen, wenn wir Anis, Chili, Senf und Liebstöckel kombinieren.

Vielleicht können Sie anhand dieses kleinen Beispiels schon erkennen, daß man schon sehr gut mit den Wirkungen der Gewürze vertraut sein muß, um die richtigen Kombinationen zu erstellen. Wir möchten Ihnen daher empfehlen, fürs erste von Eigenexperimenten abzusehen und sich solange an die von uns empfohlenen Dosierungen und Mischungsverhältnisse zu halten, bis Sie einige Erfahrung mit den Gewürzanwendungen gesammelt haben.

Später können Sie dann ohne weiteres auch eigene Kombinationen zusammenstellen, wobei dann auch wieder darauf zu achten ist, daß bei bestimmten Erkrankungen manchmal auch Gewürze in der Mischung enthalten sein sollten, die auf den ersten Blick nichts mit der Erkrankung an sich zu tun zu haben scheinen. Hier ist dann auch ein tieferes Verständnis der seelischen Wirkungen und psychosomatischen Zusammenhänge notwendig.

Die Dosierung

Halten Sie sich anfangs an die von uns empfohlenen Dosierungen, und bedenken Sie, daß Gewürze bereits in sehr niedrigen Dosierungen wirksam sind. „Viel hilft viel" trifft innerhalb der Gewürzheilkunde durchaus nicht zu. Ganz im Gegenteil: Während feinste Dosierungen die besten Wirkungen zeigen, können zu hohe Dosierungen Reize ausüben, die möglicherweise unangenehme Folgen haben können.

Um Mißverständnisse zu vermeiden, sei aber noch ein Wort zur Dosierung gesagt: Im Kapitel „Gewürze bei Beschwerden" finden Sie zu den jeweiligen Erkrankungen die empfohlenen Anwendungen. Wir werden dabei von „Teilen" sprechen und beispielsweise zwei Teile Zimt und einen Teil Koriander empfehlen.

Für Gewürztees benötigen wir ja, wie Sie inzwischen wissen, einen Teelöffel Gewürz auf eine Tasse Wasser. Die zugrunde liegende Gesamtmenge ist also immer auf diesen einen Teelöffel bemessen, das heißt in unserem Beispiel, daß die zwei Teile Zimt und der eine Teil Koriander zusammen einen Teelöffel ergeben sollten. Dasselbe gilt natürlich, wenn wir beispielsweise für Bäder insgesamt einen halben Eßlöffel Gewürzmischung benötigen usw.

Achtung: Wir möchten Sie an dieser Stelle darauf aufmerksam machen, daß Gewürze und ätherische Öle, ebenso wie übrigens alle anderen Substanzen, manchmal Allergien auslösen können. Allergien befinden sich allgemein auf dem Vormarsch, und so ist prinzipiell Vorsicht geboten, wenn Sie erstmals Gewürze oder ätherische Öle einsetzen, mit denen Sie noch keine Erfahrungen gemacht haben.

Bei der Verwendung hochwertiger Gewürze sind Allergien zwar unwahrscheinlich, können aber natürlich im Einzelfall dennoch vorkommen. Sehen Sie deshalb besser davon ab, sich von Kopf bis Fuß mit einem Hautöl einzureiben, in das Sie Gewürze hineingemischt haben, die Sie zuvor noch nie angewendet haben. Probieren Sie so etwas zunächst an einer kleinen Stelle, am besten am Unterarm aus, um die Reaktion abzuwarten.

Doch nun wollen wir wirklich zur Praxis der Gewürzheilkunde übergehen.

Die Verwendung der Gewürze bei Beschwerden

Wir werden nun eine Reihe häufig vorkommender Erkrankungen beziehungsweise Beschwerden aufgreifen, und Ihnen zeigen, wie Sie mit Hilfe der Gewürze dazu beitragen können, den Heilungsprozeß zu beschleunigen. Sie finden die Beschreibung der Krankheiten, ihre Ursachen, mögliche Komplikationen usw. alphabetisch geordnet.

Im Behandlungsteil geben wir Ihnen dann jeweils Dosierungsempfehlungen für die inneren und äußeren Anwendungen an die Hand. Einerseits sollten Sie sich einigermaßen an diese Empfehlungen halten, doch vertrauen Sie auf der anderen Seite auch immer Ihrer Intuition. Es geht hier ja meist um Gewürzmischungen, für die sehr kleine Mengen an einzelnen Gewürzen, ja oft sogar nur Prisen, notwendig sind. Gehen Sie deshalb nicht mit der Briefwaage vor, aber achten Sie doch auch darauf, daß Sie die Gewürze nicht wesentlich höher dosieren, als angegeben ist.

Die genauen Anwendungshinweise haben wir ja bereits im vorangegangenen Kapitel besprochen, wo Sie immer wieder einmal nachschlagen können, wenn Sie beispielsweise vergessen haben, wie man einen Gewürzsud oder Gewürzbäder zubereitet.

Auch wenn wir es im folgenden mit „körperlichen" Erkrankungen zu tun haben, werden wir die psychischen Aspekte der Erkrankungen oder Beschwerden in die Behandlung mit einbeziehen, da wir in der Gewürzheilkunde davon ausgehen, daß tatsächlich jede Krankheit immer auch seelische Ursachen hat. Um den Rahmen dieses Buches nicht zu sprengen, konnten wir jedoch immer nur kurze Hinweise auf die Symbolik der Krankheitsbilder geben. Aber auch hier sollten Sie Ihrer Intuition vertrauen, und selbst immer wieder einmal hinterfragen, was Ihnen Ihre Krankheit oder Ihr Leiden in Ihrer derzeitigen Lebenssituation sagen will, statt feste Formeln zu übernehmen. Doch vergessen Sie nicht, daß jede Krankheit, so lästig sie auch sein mag, immer auch ein Geschenk für uns ist, das dazu dient, unsere Entwicklung zu fördern, wenn wir lernen, die notwendigen Richtungsänderungen einzuschlagen, zu denen die jeweilige Krankheit uns auffordert.

Bei Abszessen handelt es sich um eitrige Entzündungen der Haut, die zumeist durch Bakterien verursacht werden. Die Infektion führt zu einer Eiteransammlung im Gewebe, die mit einer schmerzhaften Verdickung und Rötung der betroffenen Hautpartie einhergeht.

Abszesse treten oft an Körperstellen mit vermehrter Schweißsekretion auf, so etwa in den Achselhöhlen oder den Leisten aber auch im Vaginal- und Analbereich. Darüber hinaus können Abszesse aber nicht nur an der gesamten Hautoberfläche, sondern auch in jedem Körpergewebe, wie beispielsweise an inneren Organen wie den Nieren, auftreten.

Es gilt zwischen kalten und heißen Abszessen zu unterscheiden. Während kalte Abszesse durch chronische, oft auch tuberkulöse Entzündungen hervorgerufen werden, entstehen heiße Abszesse durch eine akute Infektion kleiner Wunden und Hautrisse.

Übergewichtige und Zuckerkranke leiden besonders oft unter Abszessen, die übrigens auch durch zu enge oder reibende Kleidung entstehen können. Wie alle Hauterkrankungen können auch Abszesse auf seelische Probleme hindeuten, wobei die bei Abszessen auftretende Entzündung der Haut auf akute innere Konflikte hinweisen kann.

Während tieferliegende Abszesse die Gefahr der Blutvergiftung mit sich bringen und der Abfluß oft chirurgisch unterstützt werden muß, können wir vor allem bei an der Oberfläche liegenden Abszessen einiges dazu beitragen, damit der Abszeß sich auf natürliche Weise nach außen entleert.

Bei Abszessen im Gesicht und im Genitalbereich ist sofort der Arzt aufzusuchen. Dasselbe gilt auch, wenn Abszesse von Fieber begleitet werden oder wenn sie tief im Gewebe sitzen.

Behandlungstip

In der Gewürzheilkunde behandeln wir oberflächliche Abszesse vor allem mit Kurkuma, Mazis, Mohn, Vanille und Wacholder. Für die Anwendungen empfehlen sich dabei vor allem warme Umschläge.

Für Umschläge benötigen Sie 1 Teil Wacholder (zerstampfte Wacholderbeeren), 1 Teil Kurkuma und 1 Teil Mazis, wobei Sie für das Gewürzwasser insgesamt etwas mehr als einen halben Eßlöffel Gewürz auf einen Liter Wasser geben sollten. Legen Sie den Umschlag möglichst warm auf die betroffene Hautstelle, lassen Sie ihn 30 Minuten lang einwirken, und wiederholen Sie diese Anwendung zwei- bis dreimal täglich.

Vor allem bei kleinen Abszessen bietet sich auch die Zubereitung eines Hautöls an. Vermischen Sie das Hautöl – am besten Mandelöl – mit 1 Teil Kurkuma, 1 Teil Mazis und 2 Teilen gemahlenem Mohn.

Um Abszessen vorzubeugen, aber auch, um die Heilung von innen heraus zu unterstützen, bereiten Sie sich einen Gewürzsud mit 3 Teilen Vanille und 1 Teil Mazis zu. Nehmen Sie über einen Zeitraum von zwei bis drei Wochen – wie bei einer Kur – dreimal täglich einen Eßlöffel davon ein.

Wenn Sie häufig unter Abszessen leiden, sollten Sie zusätzlich reichlich Rohkost verzehren und die Haut durch Licht-, Luft- und Sonnenbäder sowie durch Waschungen mit 1 Teil Wacholder (zerstampfte Wacholderbeeren), 1 Teil Kurkuma und 1 Teil Mazis kräftigen.

Akne

Die Akne, oder genauer gesagt die *Akne vulgaris*, ist eine Erkrankung der Hauttalgdrüsen, die meist während oder nach der Pubertät auftritt. Bei Akne bilden sich rötliche bis bläuliche Knoten und schwarze Mitesser, bei der Vereiterung schließlich gelbe Pusteln. Akne breitet sich vor allem im Bereich des Gesichts, zuweilen aber auch über Brust und Rücken aus.

Wir kennen inzwischen verschiedene Ursachen, die eine Akne auslösen können. Zum einen ist in vielen Fällen eine gewisse Veranlagung, etwa durch fettige Haut gegeben. Zusätzlich kommen Stoffwechselstörungen, die oft auch in engem Zusammenhang mit Verstopfung und falscher Ernährung stehen können, als Ursache in Frage. Auch hormonelle Veränderungen, wie sie ja gerade während der Pubertät auftreten, sind zum Teil für die Veränderungen der Talgdrüsen und die damit zusammenhängenden Entzündungen verantwortlich zu machen.

Es darf aber nicht vergessen werden, daß auch die Psyche an der Entwicklung von Akne maßgeblich beteiligt ist. Gerade in Lebenskrisen –

wie der Pubertät – sind seelische Belastungen oft groß, aber auch in anderen Lebensphasen weist eine Akne zuweilen auf innere Konflikte hin, die oftmals mit sexuellen Problemen zusammenhängen.

Behandlungstip

Über die örtliche Behandlung hinaus ist bei Akne auch immer eine allgemeine Behandlung wichtig. So ist beispielsweise auf eine regelmäßige Stuhlentleerung zu achten, die am besten durch eine vollwertige, ballaststoffreiche Kost gewährleistet wird. Der Erfolg von speziellen Diäten ist immer noch umstritten, doch sollte man in jedem Fall auf Alkohol, Nikotin und andere Genußgifte verzichten.

In der Gewürzheilkunde wird Akne vor allem mit Kurkuma, Liebstöckel und Zimt behandelt. Aber auch Salbei spielt bei der Aktivierung der inneren Reinigung und Entschlackung eine wichtige Rolle.

Gerade die Einnahme der Gewürze in Form eines Gewürzsuds ist bei Akne vulgaris zu empfehlen, da die Gewürze nicht nur die Entgiftung in die Wege leiten, sondern auch den Stoffwechsel anregen und sich harmonisierend auf den Hormonhaushalt auswirken.

Für den Gewürzsud benötigen Sie 2 Teile Zimt, 1 Teil Salbei und 1 Teil Kurkuma. Nehmen Sie dann über einen Zeitraum von mindestens 6 Wochen täglich dreimal 2 Eßlöffel von diesem Sud ein.

Ergänzen Sie die Behandlung durch eine Gesichtswaschung. Überbrühen Sie dazu einen Liter Wasser mit einem halben Eßlöffel Gewürz – und zwar 1 Teil Liebstöckel, 1 Teil Zimt und 2 Teile Salbei. Lassen Sie das Ganze fünf Minuten lang ziehen, seihen Sie es ab, und waschen Sie die betroffenen Stellen mit dem Gewürzwasser, das noch warm, aber nicht mehr heiß sein darf. Führen Sie diese Waschung mit den Händen oder einem frischen Waschlappen einmal täglich, am besten morgens durch.

Allergien

Bei Allergien handelt es sich um Erkrankungen, die sich im Bereich des Immunsystems, also im Abwehrsystem abspielen. Durch bestimmte

Stoffe, die *Allergene* oder *Antigene*, kommt es zu einer Anzahl unterschiedlicher Überempfindlichkeitsreaktionen. Allerdings reagieren nur bestimmte Menschen auf diese Allergene, während sie an anderen spurlos vorübergehen. Das Abwehrsystem eines besonders empfindlichen Menschen reagiert auf die allergieauslösenden Substanzen, indem es Antikörper bildet, die schließlich zur Überempfindlichkeit und somit zur allergischen Reaktion führen.

Sicher kennen Sie bei sich selbst oder in Ihrem Bekanntenkreis zahlreiche Fälle von Allergien, etwa den berüchtigten Heuschnupfen, die juckende Haut etwa bei Nesselsucht oder asthmatische Reaktionen.

Leider sind Allergien in Industrieländern inzwischen weit verbreitet, und nicht nur der Blütenstaub von Gräsern, Bäumen und Blumen, sondern auch Hausstaub, Tierhaare, Schimmelpilze, zahlreiche Chemikalien und Medikamente aber auch viele Bestandteile unserer Nahrung lösen inzwischen bei empfindlichen Personen Allergien aus.

Besonders ernst wird es bei plötzlichen, heftigen allergischen Reaktionen, den sogenannten *anaphylaktischen Reaktionen,* wie sie zuweilen nach Insektenstichen oder der Einnahme bestimmter Medikamente usw. vorkommen können. Infolgedessen kann es zu Schockreaktionen kommen, die mit Atemnot, Blutdruckabfall, Erbrechen oder extremen Hautreaktionen einhergehen. In diesem Fall ist natürlich sofort ein Notarzt zu rufen.

Aber auch weniger aufsehenerregende Allergien, die mit laufender Nase, Hustenreiz, tränenden Augen, Hautjucken usw. einhergehen, können auf Dauer sehr lästig werden.

Behandlungstip

Leider sind viele der im Handel erhältlichen Antihistaminika, also der Medikamente, die Allergien entgegenwirken, oft mit unangenehmen Nebenwirkungen verbunden. Daher sollte man es zunächst immer einmal mit Naturheilmethoden wie etwa der Akupunktur versuchen, die viele Allergien bereits erheblich lindern kann.

Doch auch der Einsatz von Gewürzen kann zu sehr guten Ergebnissen führen. Die Gewürze wirken sich ja auch immer auf den psychischen Zustand des Menschen aus, was gerade auch bei Allergien wichtig ist, da hier oft seelische Probleme und innere Abwehrhaltungen eine große Rolle spielen.

Die Gewürzheilkunde behandelt Allergien vorwiegend mit Galgant, Kurkuma, Wacholder, Zimt und Koriander. Wenn Sie Probleme mit allergischen Reaktionen haben, sollten Sie sich einen Gewürzsud aus je 1 Teil Zimt und Galgant sowie je 2 Teilen Kurkuma und Koriander (zerstampfte Koriandersamen) zubereiten. Nehmen Sie morgens und abends jeweils einen Eßlöffel davon ein, wobei Sie diese Behandlung über mehrere Wochen beibehalten sollten.

Empfehlenswert ist darüber hinaus auch ein Gewürztee, den Sie aus je 1 Teil Wacholder (zerstampfte Wacholderbeeren), 1 Teil Galgant, 1 Teil Koriander (zerstampfte Koriandersamen) und 1 Teil Zimt zubereiten.

Da Sie ja insgesamt nur einen Teelöffel Gewürz auf eine Tasse Tee geben dürfen, sollten Sie hier jeweils nur sehr kleine Mengen, am besten in Form von Messerspitzen, verwenden. Lassen Sie den Tee 10 Minuten lang ziehen, und trinken Sie ihn nur einmal täglich, am besten morgens nach dem Aufstehen.

Altersbeschwerden

Natürlich ist das Altern keine Erkrankung, sondern ein ganz natürlicher, biologischer Prozeß. Heutzutage können viele Menschen dank der modernen Medizin im Vergleich zu früher ein sehr hohes Alter erreichen. Doch leider ist das Älterwerden für viele von uns mit zahlreichen Beschwerden verbunden.

Obwohl gewisse Abbauvorgänge im Organismus unaufhaltsam sind, gibt es im Grunde doch keine wirklichen Alterskrankheiten. Beispielsweise ist die Alterssichtigkeit nur eine Weitsichtigkeit, und andere „Alterskrankheiten" wie Diabetes, Arteriosklerose oder Herzschwäche können schon im Kindesalter auftreten. Daher ist auch die Annahme, Altwerden würde automatisch mit Krankwerden zusammenhängen, durchaus nicht zutreffend.

Gerade bei einer gesunden Lebensweise, einer guten, ausgewogenen Ernährung, ausreichend Bewegung und vor allem auch einer psychischen Ausgeglichenheit kann der menschliche Körper auch in sehr hohem Alter noch leistungsfähig, flexibel und gesund sein.

Dennoch kommt es gerade im letzten Lebensviertel oft zu Beschwerden, vor allem, wenn man keine besonders gute Konstitution besitzt. Im Alter verringert sich die Lebensenergie, wodurch Krankheiten es leichter haben sich auszubreiten, als dies in einem vitalen Organismus der Fall ist.

In den östlichen Kulturen weiß man schon lange, daß es in unseren Händen liegt, unsere Lebensenergie zu speichern, zu stärken oder sie auch zu verschwenden. Die heilende Wirkung der Gewürze kann gerade in Bereichen genutzt werden, wo man eine Stärkung der Lebensenergie wünscht, sei es bei chronischen Leiden, in der Rekonvaleszenz oder auch bei Erschöpfungszuständen, die mit dem Älterwerden häufiger auftreten. Für eine ganzheitliche Behandlung im Sinne der Gewürzheilkunde ist es in der Tat nie zu spät.

Behandlungstip

Um den Organismus zu stärken und die Lebensenergie im Alter zu erhöhen, benutzen wir in der Gewürzheilkunde vor allem Chili, Knoblauch, Koriander, Mazis, Safran und Sellerie. Diese Gewürze helfen – in der richtigen Kombination und Dosierung – gegen alle Altersbeschwerden, ohne sich auf spezielle Symptome zu konzentrieren. Vielmehr geht es um eine Stabilisierung und Stärkung der Gesamtkonstitution.

Bereiten Sie sich einen Gewürzsud aus 2 Teilen Sellerie, 1 Teil Chili, 1 Teil Mazis und 1 Teil Safran zu. Nehmen Sie über einige Monate zweimal täglich je 2 Eßlöffel davon ein.

Auch der folgende Gewürztee ist zu empfehlen: Mischen Sie 1 Teil Safran, 1 Teil Knoblauch und 2 Teile Mazis mit etwas Schwarztee, und lassen Sie das Ganze mindestens 6 Minuten lang ziehen. Trinken Sie den Tee einmal täglich vor dem Zubettgehen, nach Wunsch auch mit etwas Honig.

Für die Abhärtung und Stärkung des Immunsystems können Sie auch zwei- bis dreimal in der Woche eine Ganzkörperwaschung durchführen. Benutzen Sie dafür 1 Teil Safran, 1 Teil Mazis und 3 Teile Koriander (zerstampfte Koriandersamen).

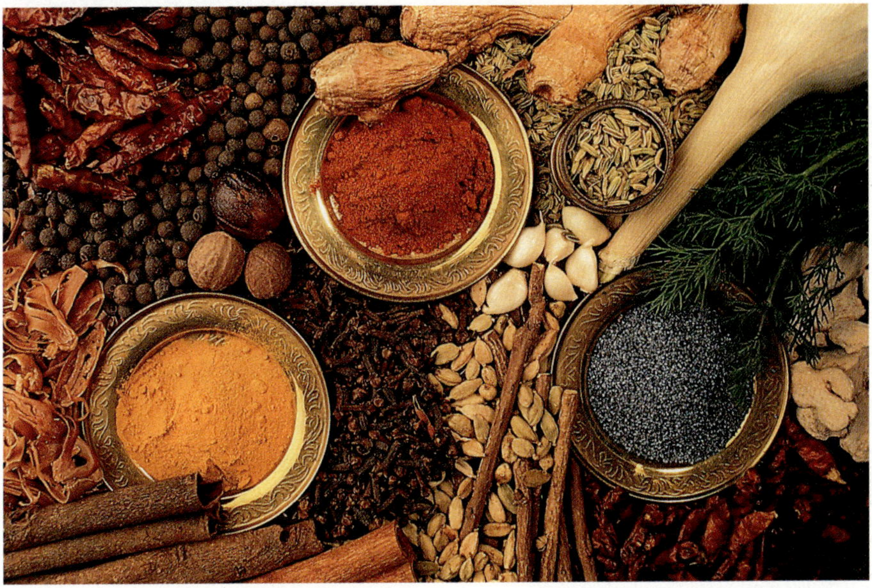

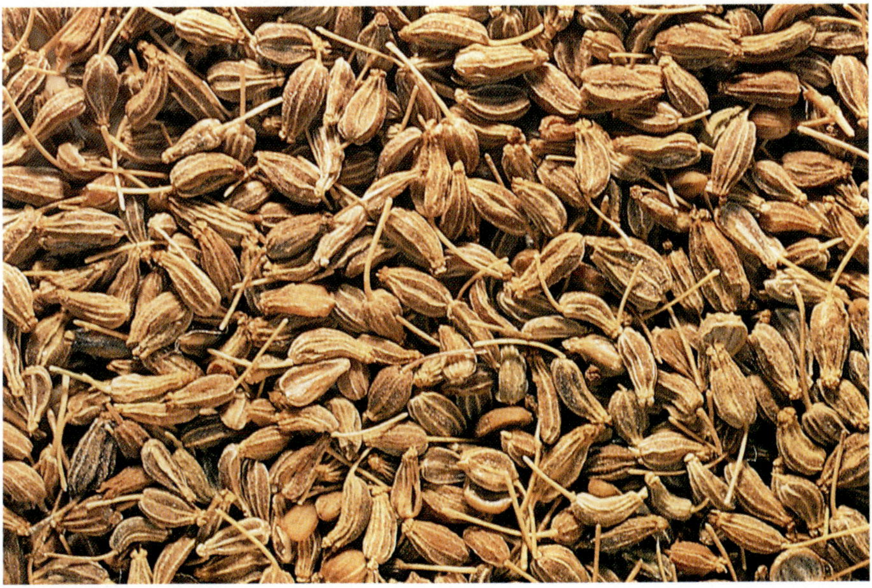

Anis

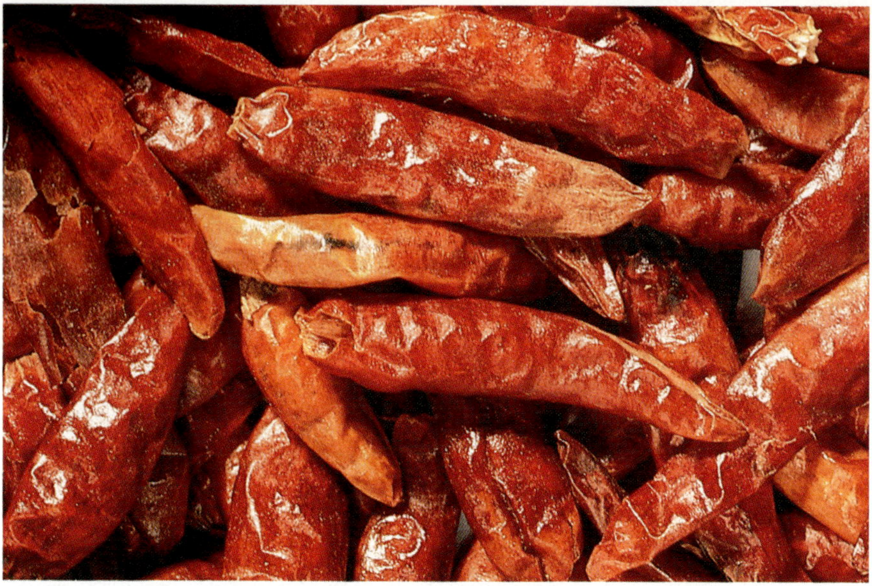

Chilis

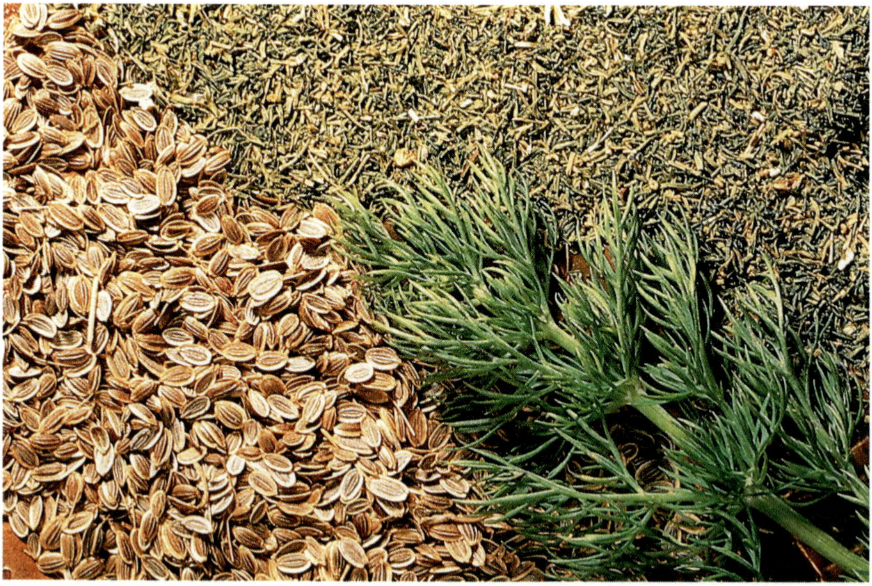

Dill

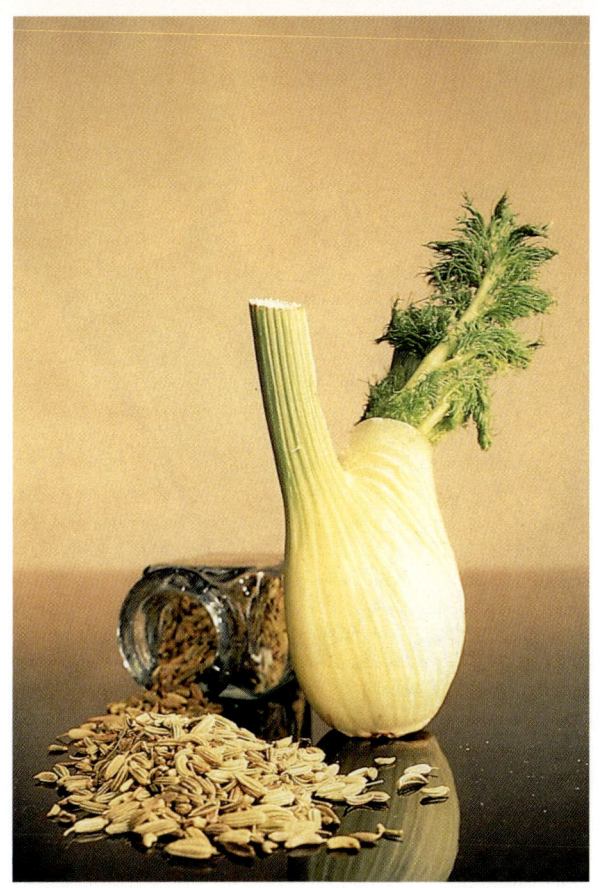

Fenchel

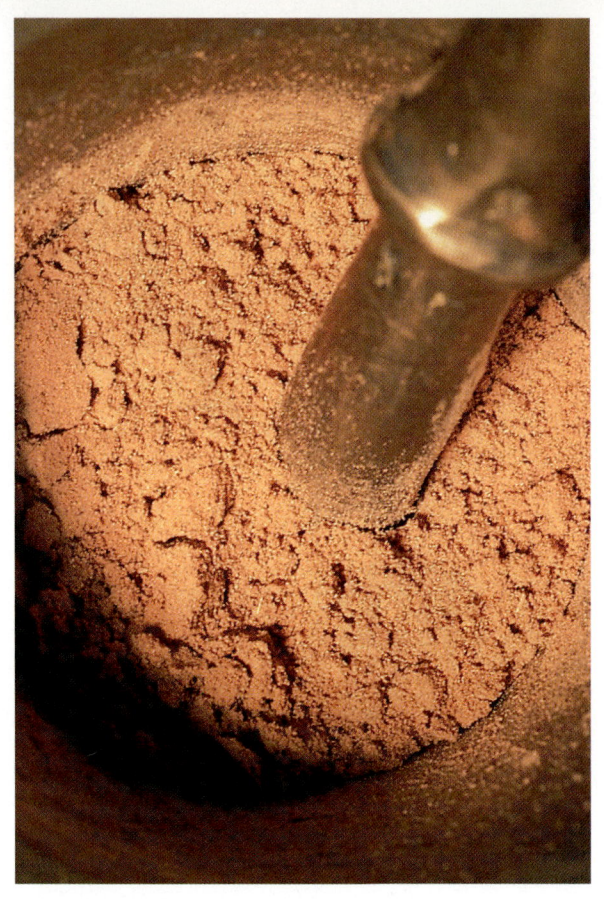

Galgant

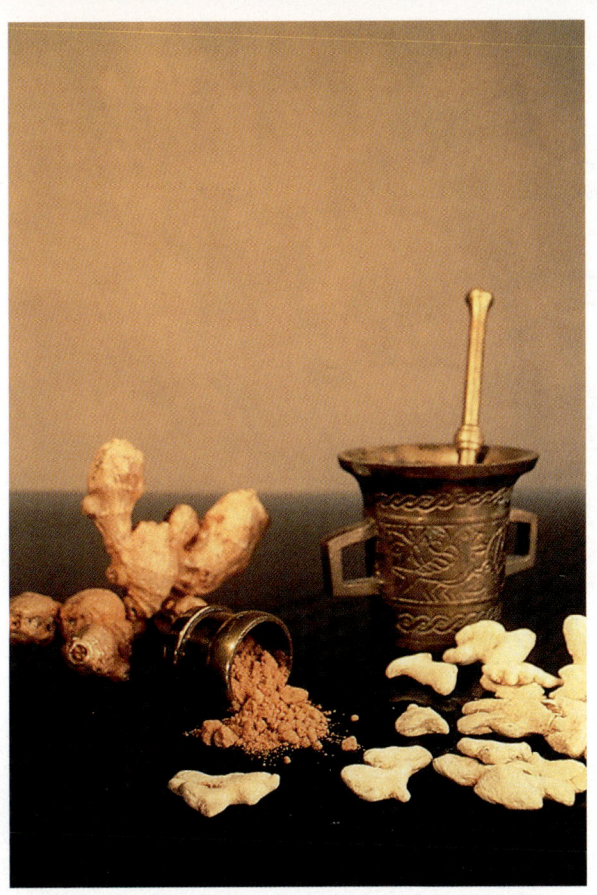

Ingwer

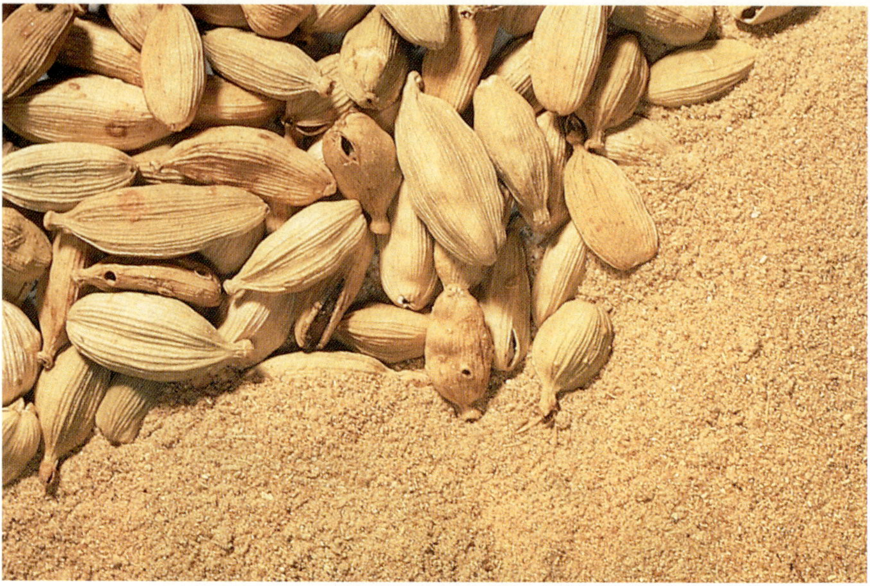

Kardamom

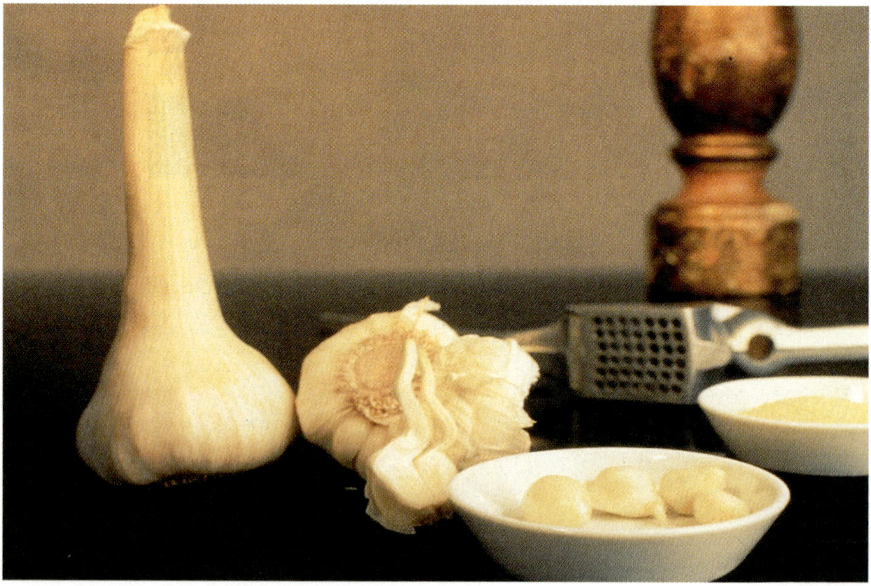

Knoblauch

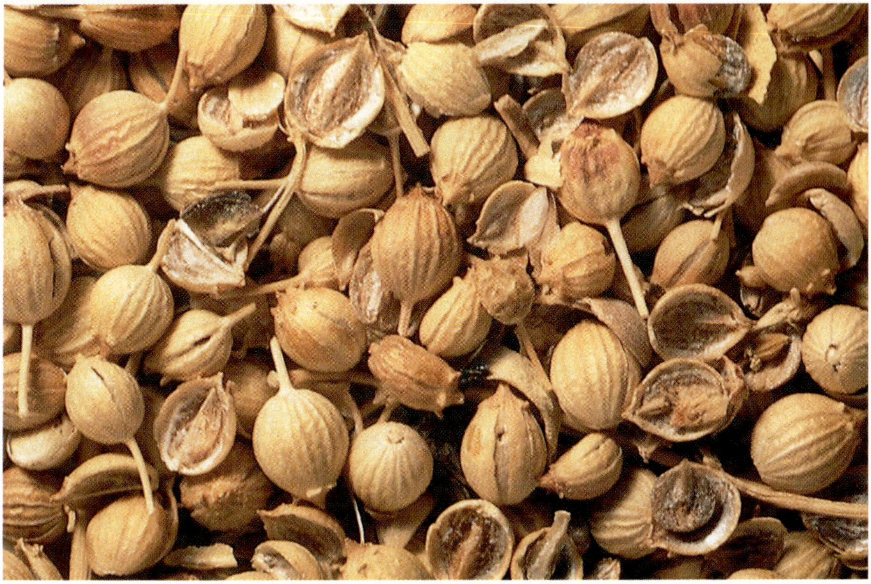

Koriander

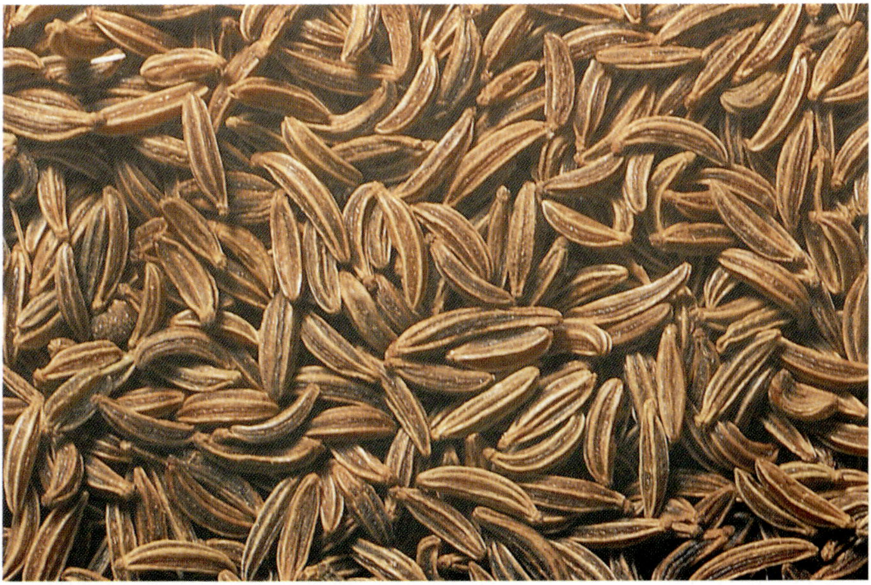

Kreuzkümmel

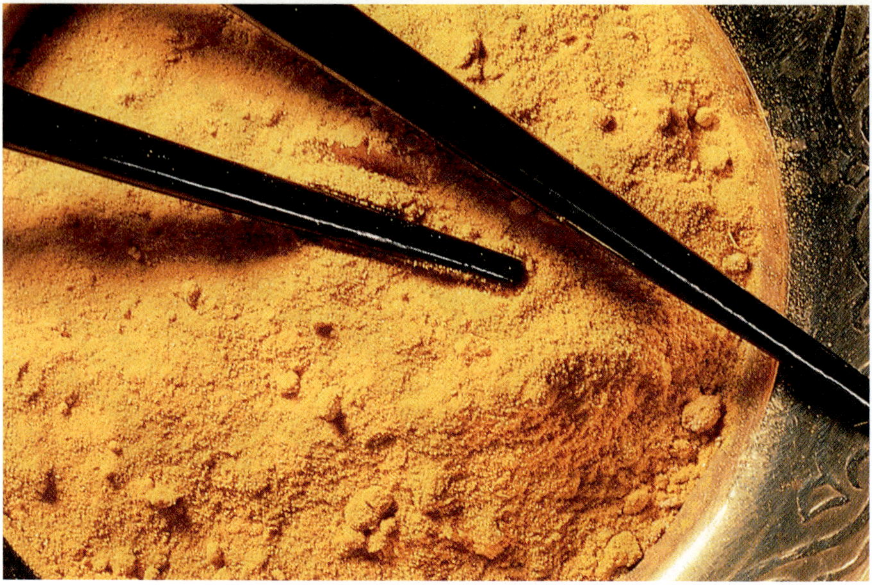

Kurkuma

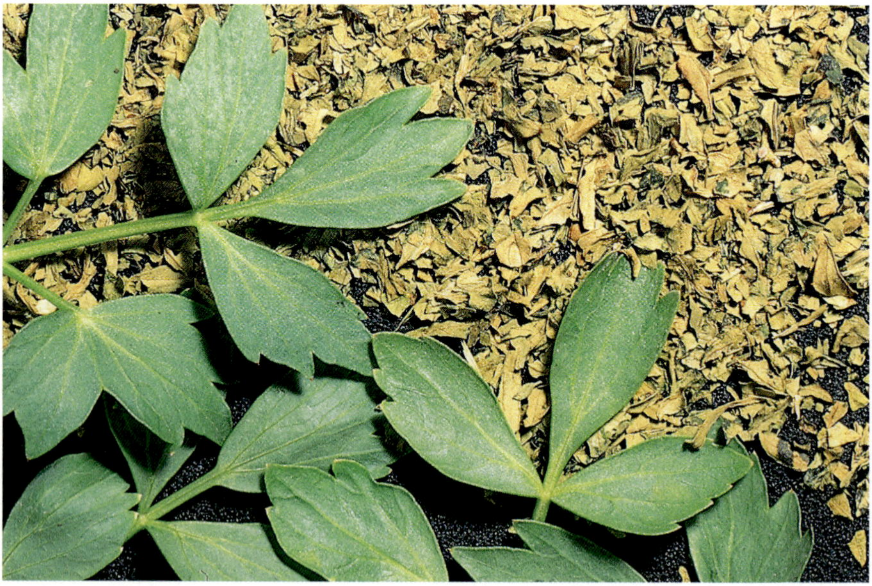

Liebstöckel

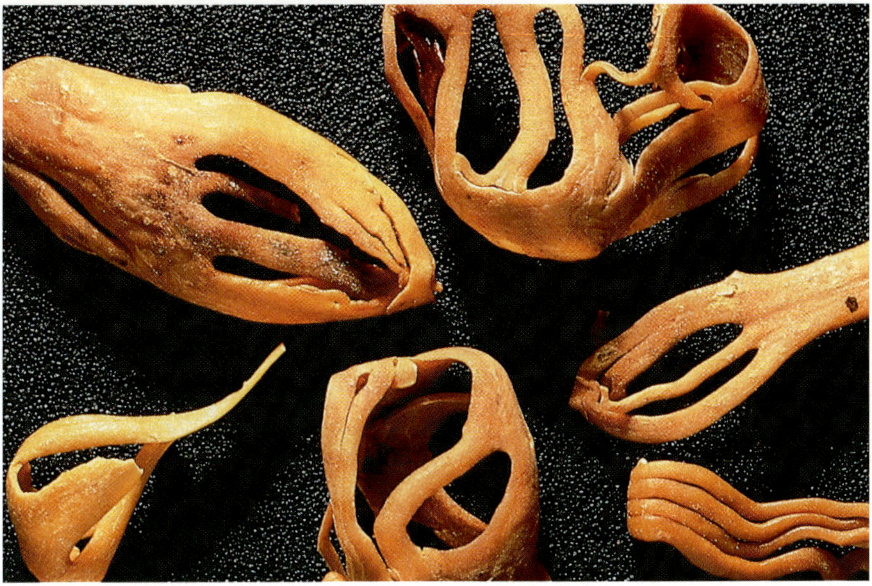

Mazis

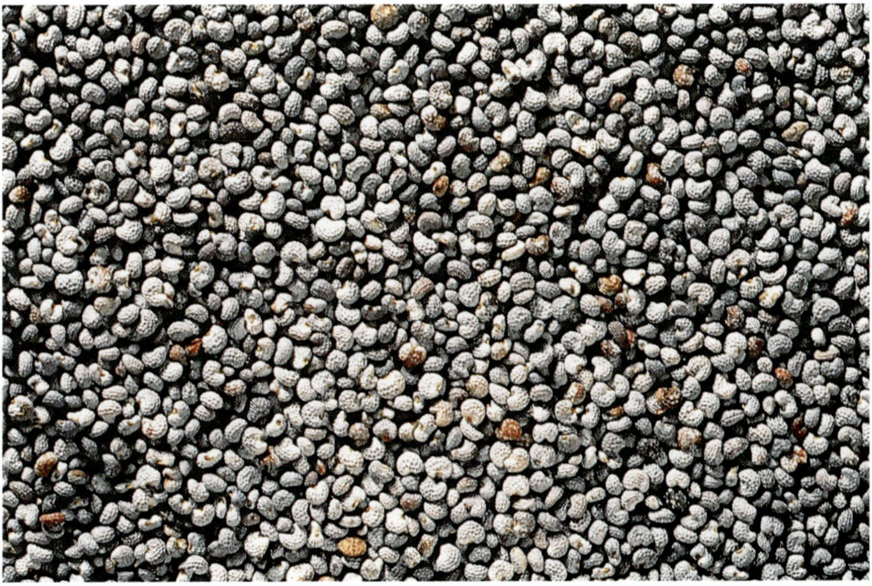

Mohn

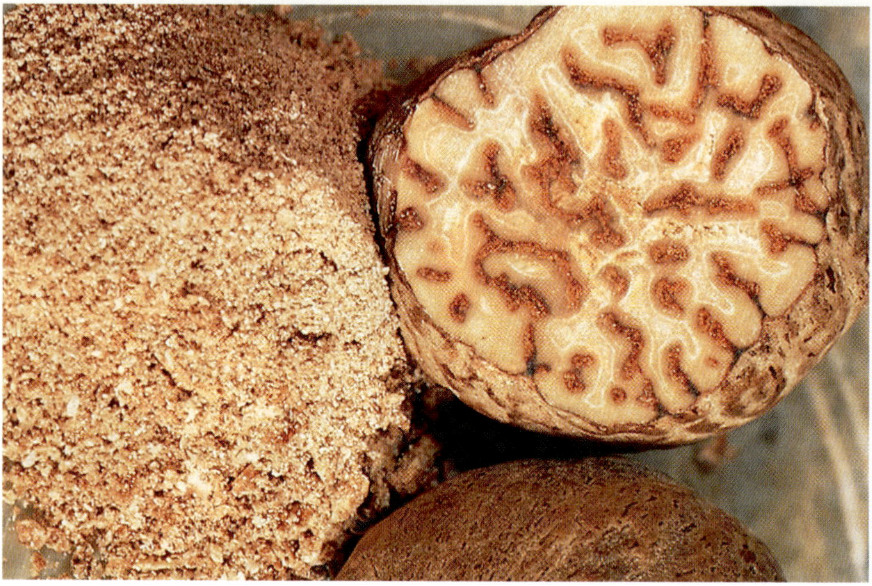

Muskatnuß

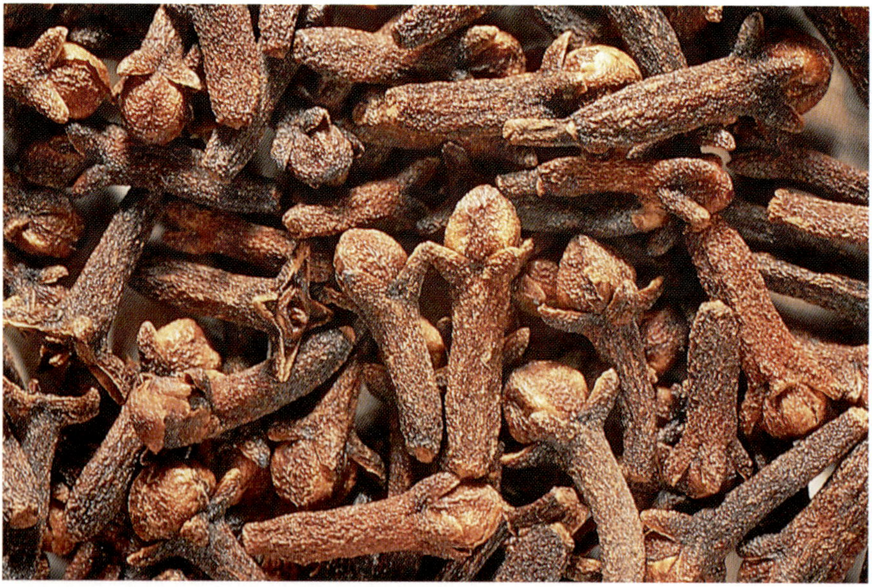

Nelken

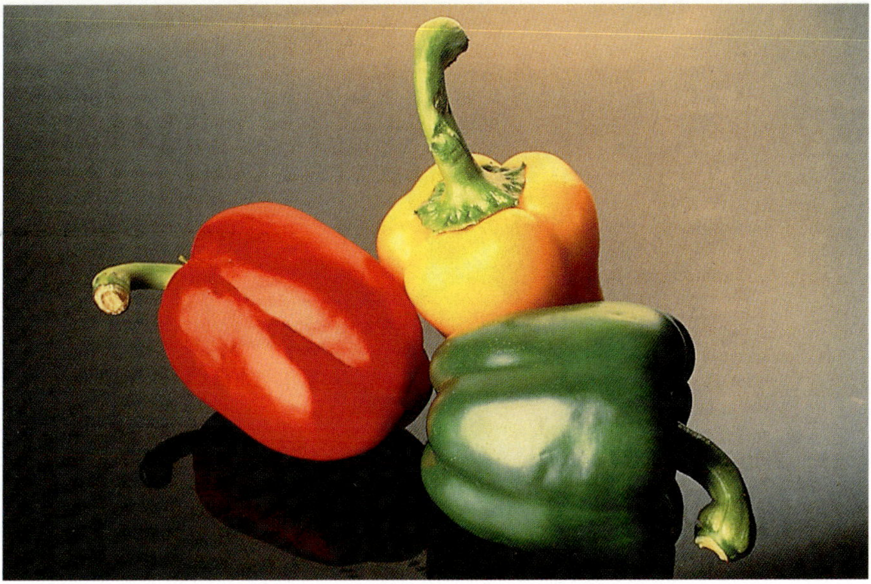

Paprika

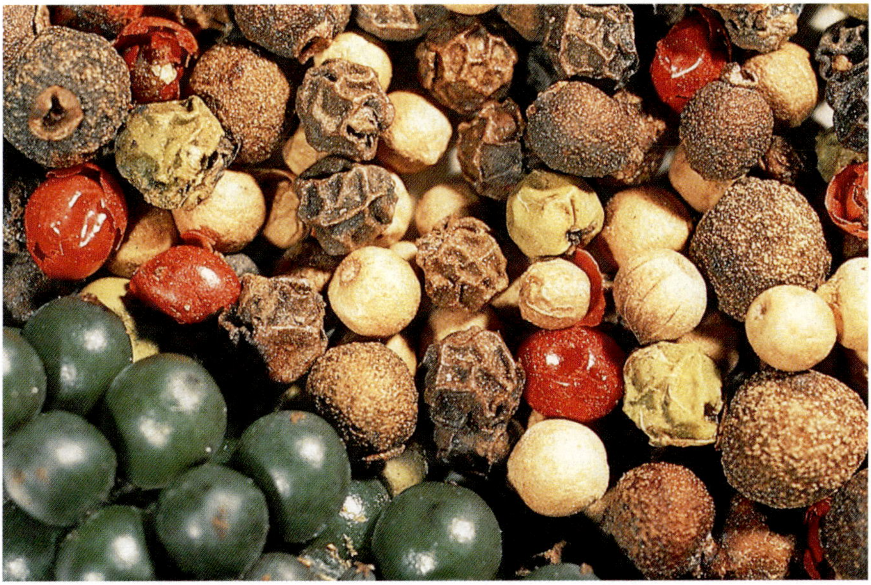

Pfeffer

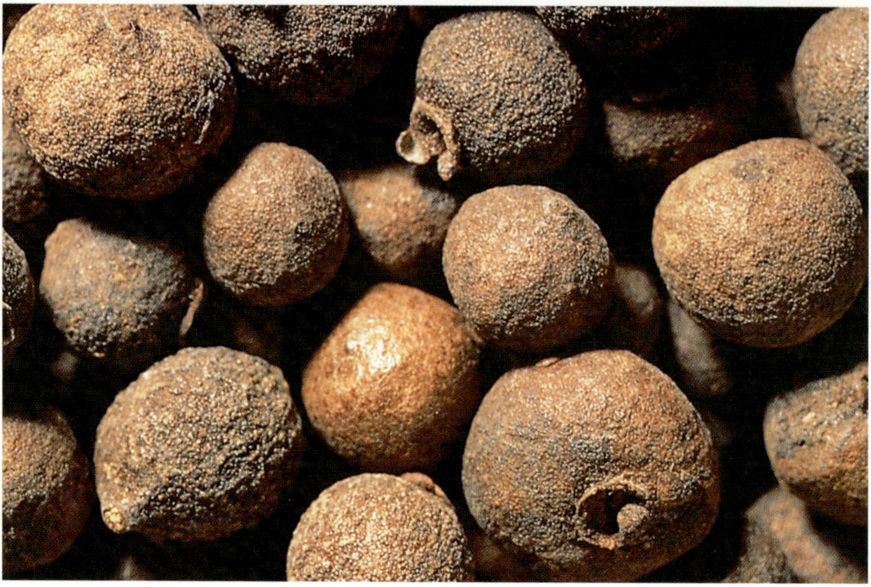

Piment

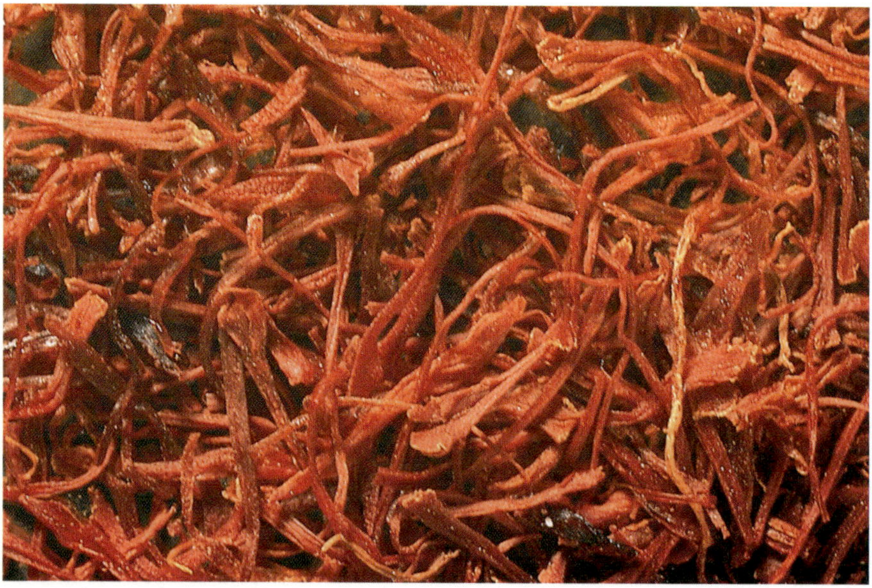

Safran

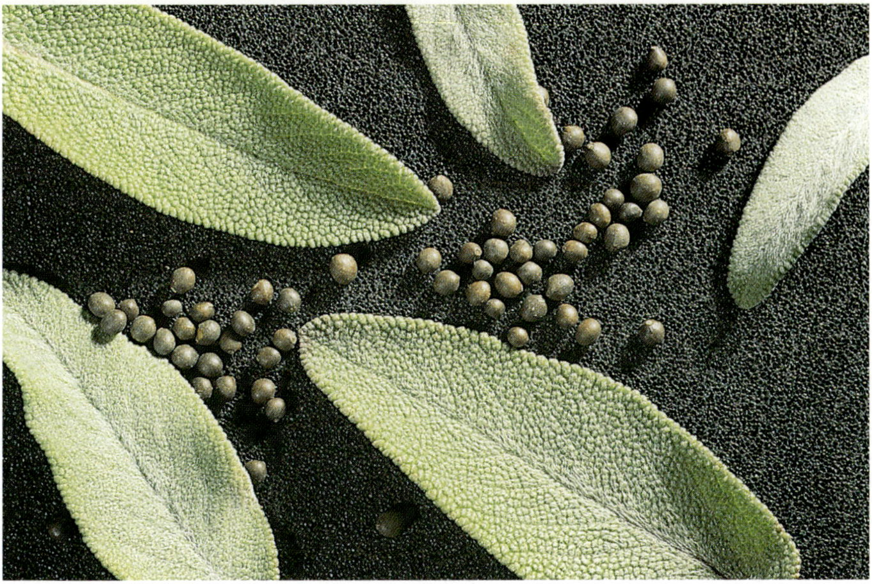

Salbei

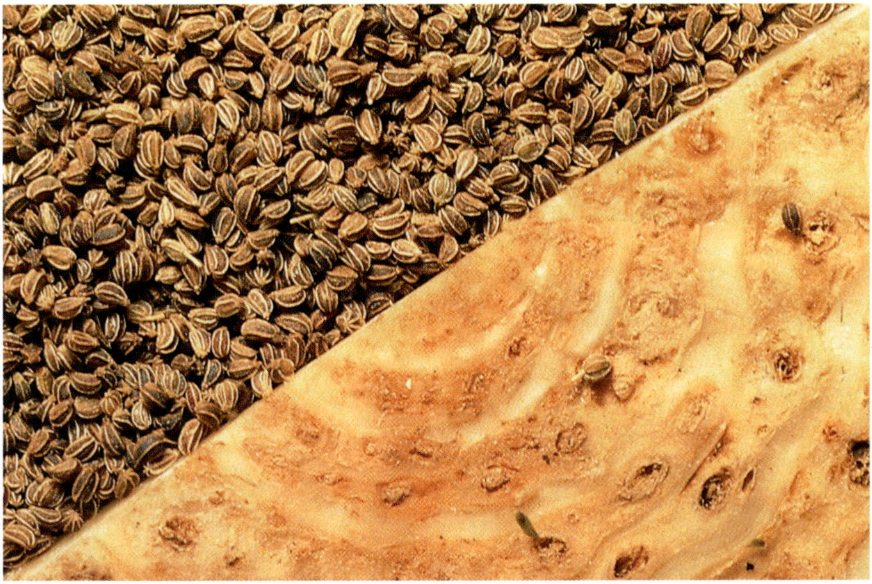

Sellerie

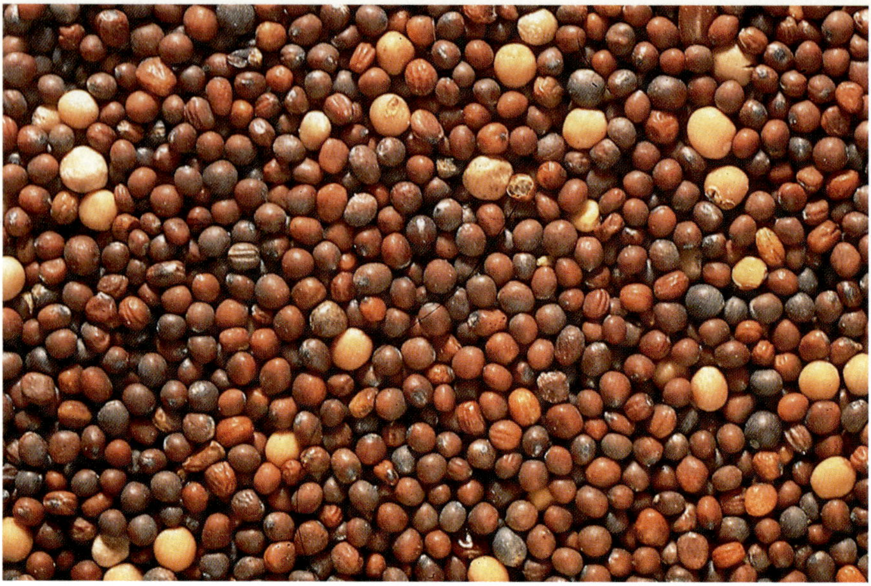

Schwarzer Senf

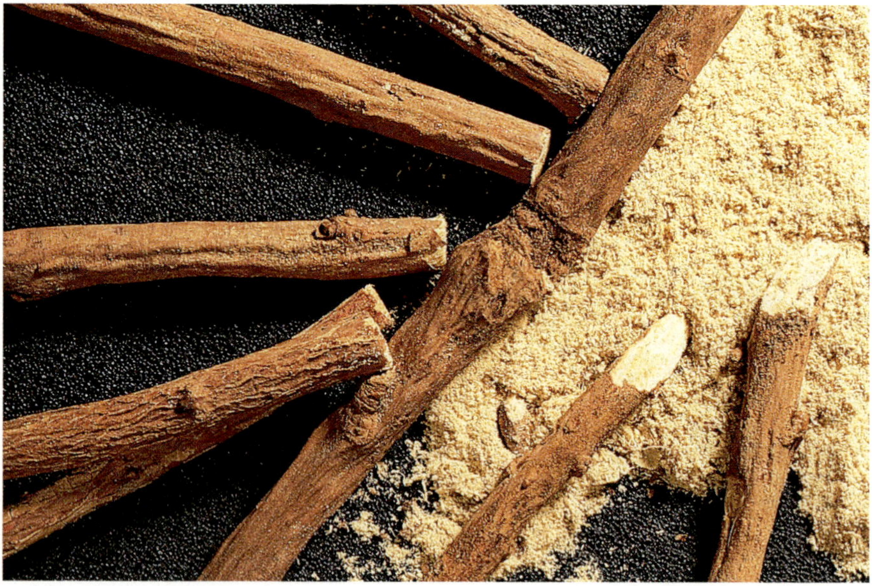

Süßholz

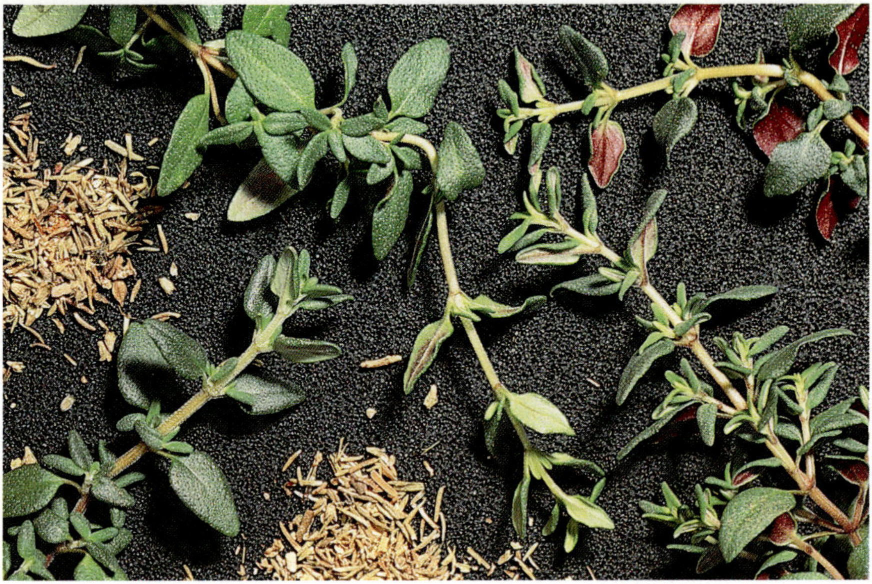

Thymian

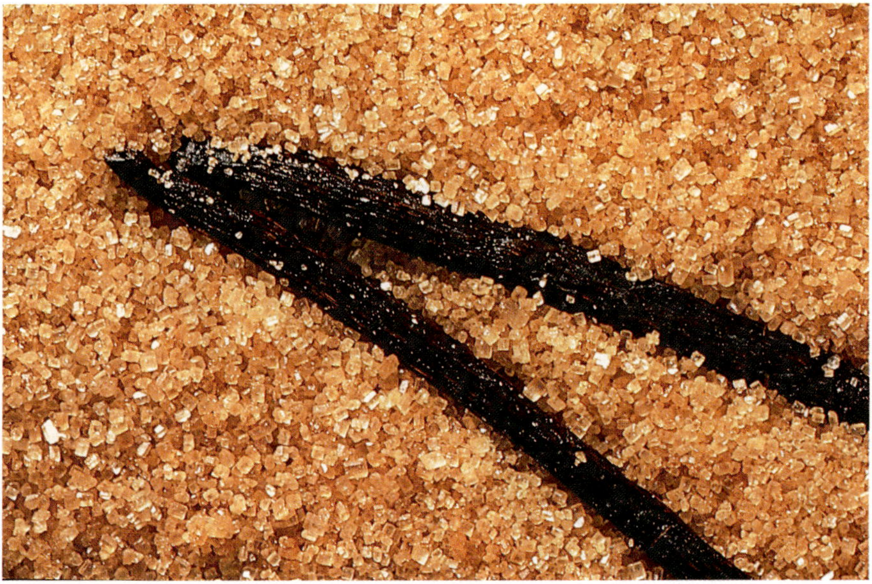

Vanille

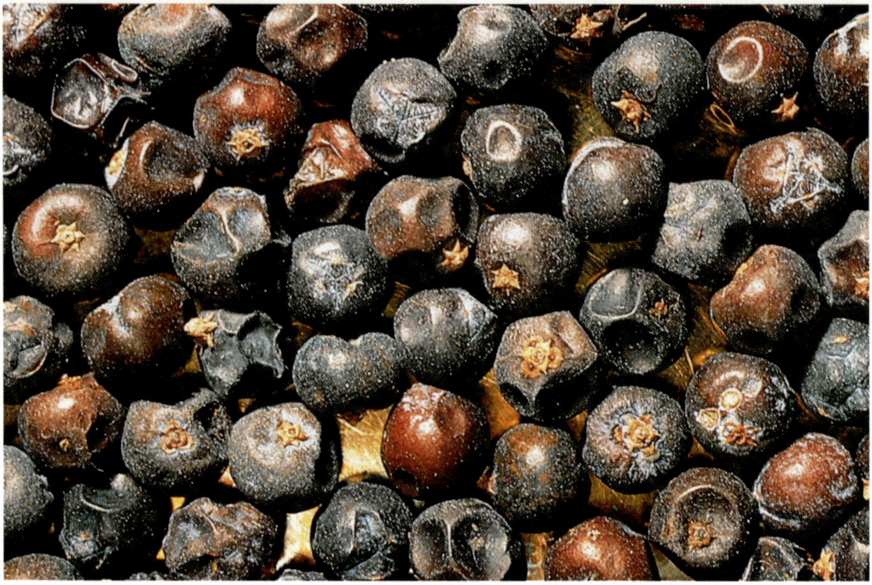

Wacholderbeeren

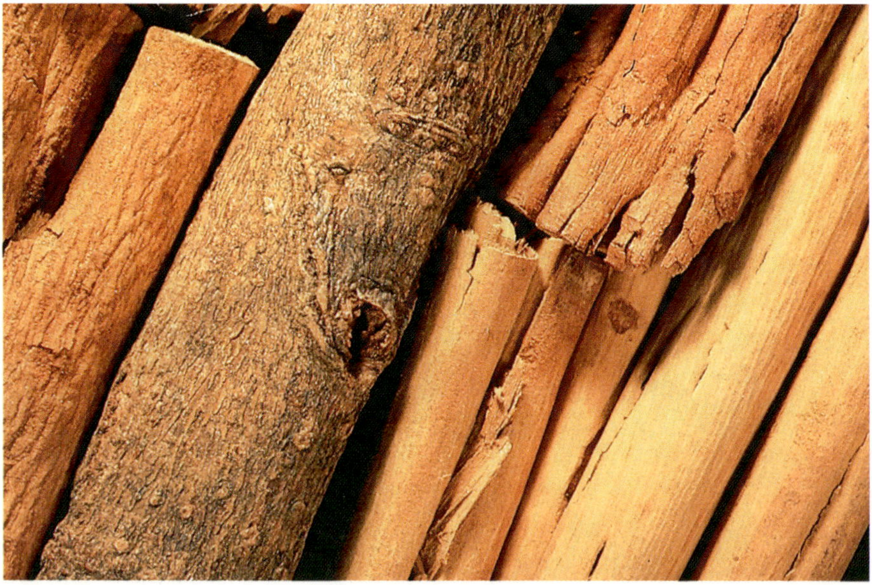

Zimt

Anämie

Wir unterscheiden hauptsächlich drei Formen der Anämie beziehungsweise Blutarmut, und zwar die Infekt- oder Tumoranämie, die Eisenmangelanämie oder die echte, perniziöse Anämie. Jede Form der Anämie, vor allem aber die Tumoranämie und die echte, perniziöse Anämie, gehört grundsätzlich in ärztliche Behandlung. Doch sollten wir die schulmedizinische Behandlung stets mit natürlichen Mitteln unterstützen, um unsere inneren Heilkräfte zu aktivieren.

Bei der Infekt- oder Tumoranämie wird der Eisen- und Eiweißstoffwechsel durch Bakteriengifte oder Tumorgifte gestört, so daß es zu einem verminderten Blutfarbstoffgehalt und einer Reduzierung der roten Blutkörperchen kommt.

Die Eisenmangelanämie, bei der, wie der Name schon sagt, der Eisengehalt des Blutes stark herabgesetzt ist, bedarf der Eisenzufuhr von außen, etwa in Form von Eisenpräparaten.

Bei der echten, perniziösen Anämie ist vor allem die Zahl der roten Blutkörperchen und weniger der Gehalt an Blutfarbstoff vermindert. Als Ursache sind beispielsweise Vitaminmangel oder das Fehlen eines bestimmten Reifungsstoffes bekannt.

Blutarmut kann sich durch Symptome wie Schwindel, Gefühlsstörungen, Zungenbrennen und Appetitlosigkeit ankündigen. Erkrankungen des Blutes deuten im psychischen Bereich oftmals auf einen Mangel an Lebenskraft und Energie hin, so daß wir bei der Behandlung auch darauf achten müssen, daß die verwendeten Gewürze dazu beitragen, den Willen zum Leben, oder man könnte auch sagen „das innere Feuer", wiederzuerwecken.

Behandlungstip

Bei Blutarmut müssen natürlich in erster Linie die Ursachen ausfindig gemacht werden. So kann eine Tumor- oder Infektanämie natürlich nur sinnvoll behandelt werden, wenn der entsprechende Tumor oder der Infektherd etc. entdeckt worden ist. Ebenso ist eine Verabreichung von Vitamin- oder Eisenpräparaten erst sinnvoll, wenn auch wirklich sicher ist, daß ein Mangel an diesen Stoffen vorherrscht.

Die Gewürzheilkunde kann dann erheblich dazu beitragen, den Heilungsprozeß zu unterstützen. Für die Verbesserung der Blutqualität und für die Blutreinigung wie auch für die Harmonisierung der Psyche sind vor allem Kreuzkümmel, Safran und Süßholz zu empfehlen.

Für die Zubereitung eines Gewürzsuds benötigen Sie 2 Teile Kreuzkümmel, 1 Teil Safran und 1 Teil Süßholz (geschält und geraspelt). Nehmen Sie dreimal täglich jeweils 3 Eßlöffel davon ein.

Zusätzlich können Sie sich regelmäßig eine heiße Gewürzmilch zubereiten, wozu Sie dann 2 Teile Safran und 1 Teil Kreuzkümmel verwenden und mit etwas Honig süßen. Trinken Sie diese Gewürzmilch drei- bis viermal in der Woche.

Angina Pectoris

Bei der Angina pectoris, auch als Herzenge, Herzkrampf oder Brustenge bezeichnet, kommt es infolge eines Sauerstoffmangels im Herzmuskel zu einer anfallartigen Verkrampfung, die mit Angst und Beklemmung oder sogar mit Todesängsten einhergehen kann.

Oft kommt es zu Schmerzen, die in den linken Arm ausstrahlen und auch mit Schweißausbrüchen einhergehen können, oder auch zu einem unangenehmen Druckgefühl im Brustbereich.

Ein Anfall dauert meist nur wenige Minuten, manchmal jedoch auch bis zu mehreren Stunden. Nach dem Anfall ist der Patient in der Regel sehr erschöpft.

Bei der Angina pectoris handelt es sich weniger um eine Erkrankung als vielmehr um einen Symptomkomplex. Die Symptome sind sehr ernst zu nehmen, da sie nicht nur auf einen kommenden Herzinfarkt oder Herzschlag, sondern auch auf ernsthafte Herzerkrankungen hindeuten können, weshalb bei einem Anfall sofort ein Arzt hinzuzuziehen ist. Bis der Arzt eintrifft, muß strengste Bettruhe eingehalten werden.

Die typischen Angina pectoris-Schmerzen entstehen, wenn die Arterien, die den Herzmuskel mit Blut versorgen, verengt sind. Vor allem bei Anstrengung oder Streß, wenn das Herz eine höhere Pumpleistung erbringen muß, wird es nicht mehr ausreichend mit Sauerstoff versorgt.

Als Risikofaktoren für die Gefäßverengung sind vor allem Nikotingenuß, Übergewicht und eine zu fetthaltige Ernährung zu nennen. Doch natürlich sind auch psychische Faktoren zu berücksichtigen. Gerade die Unfähigkeit, sich zu entspannen und loszulassen, und der Drang, alles auf einmal erledigen zu wollen sowie heftige Gemütsbewegungen begünstigen die Angina pectoris, die die psychische Verkrampfung dann lediglich auf der körperlichen Ebene spiegelt.

Behandlungstip

Natürlich sind bei Angina pectoris alle ungünstigen Faktoren wie Fehlernährung, Rauchen und Streß auszuschalten. Darüber hinaus ist die ärztliche Kontrolle unabdingbar.

In der Gewürzheilkunde werden für die Behandlung der Angina pectoris vor allem die herzkräftigenden, entspannenden, entkrampfenden Wirkungen von Dill, Paprika, Safran und Zimt genutzt.

Bei häufigen Anfällen sollten Sie einen Gewürzsud aus 2 Teilen Dill, 1 Teil Paprika und 1 Teil Zimt zubereiten. Nehmen Sie zweimal täglich je 3 Eßlöffel davon ein.

Bei akuten Anfällen können Sie – bis der Arzt eintrifft – einen möglichst warmen Umschlag auf den Oberkörper auflegen. Geben Sie dem Wasser dazu 2 Teile Paprika, 1 Teil Safran und 2 Teile Zimt zu.

Für die Nachbehandlung und zur Vermeidung neuer Anfälle ist ebenfalls der oben beschriebene Gewürzsud einzunehmen.

Aphten und Mundschleimhautentzündung

Bei Aphten handelt es sich um runde, oftmals schmerzende, bläschenartige Stellen an Lippen- und Wangenschleimhaut, die zuweilen auch auf der Zunge auftreten können. Oftmals treten Aphten im Zusammenhang mit einer allgemeinen Entzündung der Mundschleimhaut auf, bei der die Schleimhaut brennt und gerötet ist. Da diese Erkrankungen oft auch mit einem unangenehmen, fauligen Mundgeruch einhergehen, spricht man bei diesen Beschwerden landläufig auch von „Mundfäule".

Zu den Ursache für Aphten und Entzündungen der Mundschleimhaut zählen nicht nur Virusinfektionen und allergieauslösende Substanzen, wie sie etwa in einigen Obstsorten vorkommen können. Auch ein Mangel an Mundpflege sowie eine Überempfindlichkeit auf Materialien des

Zahnersatzes und Zahnspangen oder falsch angepaßte Brücken etc. kommen als Auslöser in Frage.

Zu Aphten und Schwellungen der Mundschleimhaut kann es aber auch kommen, wenn zuviel geraucht wird, wir uns vitaminarm ernähren oder wenn unsere körpereigene Abwehr geschwächt ist, was dann wiederum mit seelischen Problemen zusammenhängen kann. Da der Zustand der Mundschleimhaut aber auch Rückschlüsse auf den Zustand von Magen und Darm zuläßt, ist es immer wichtig, die genauen Ursachen der Schleimhautentzündungen auszumachen, was vor allem dann gilt, wenn Aphten und Mundschleimhautentzündungen immer wieder auftreten.

Behandlungstip

Abgesehen von allgemeinen Vorsorgemaßnahmen wie etwa einer gründlichen Mundhygiene und einer vitaminreichen Ernährung können wir auch mit Gewürzen einiges für die Gesunderhaltung und Heilung unserer Mundschleimhaut tun. Gegen Aphten und Entzündungen haben sich besonders Gewürznelke, Salbei und Thymian bewährt.

Bei Beschwerden im Mundraum zerstampfen Sie 2 Gewürznelken und fügen einen knappen Teelöffel Salbei hinzu. Überbrühen Sie die Gewürze mit einer Tasse heißem Wasser, lassen Sie das Ganze 10 Minuten lang ziehen, und seihen Sie dann ab. Gurgeln Sie dreimal täglich mit diesem Gurgelwasser, das Sie vor der Anwendung immer erst abkühlen lassen sollten.

Zusätzlich bereiten Sie einen Gewürzsud mit 2 Teilen Salbei, 1 Teil Thymian und 1 Teil Gewürznelke (im Mörser zerstampfen) zu. Nehmen Sie dreimal täglich je 3 Eßlöffel ein.

Arteriosklerose

Die Arteriosklerose ist eine Erkrankung, die in den Industrienationen bei älteren Menschen recht häufig vorkommt. Sie führt zu Veränderungen der Gefäßwände und Einlagerungen von nicht löslichen Kalksalzen, weshalb die Arteriosklerose auch als „Arterienverkalkung" bezeichnet wird.

Die Funktionsstörungen der Gefäße sind vor allem dann problematisch, wenn die Gehirnarterien oder die Herzkranzgefäße betroffen sind, da es dann unter ungünstigen Umständen zu einem Schlaganfall oder Herzinfarkt kommen kann. Darüber hinaus kann die Arteriosklerose aber auch zum kompletten Gefäßverschluß führen, wodurch die betroffenen Gewebeabschnitte absterben können.

Als Hauptursachen der Arteriosklerose sind vor allem seelische Anspannung und Streß zu nennen. Aber auch Nikotinmißbrauch sowie eine falsche, also fettreiche und zu üppige Ernährung begünstigen die Arteriosklerose. Darüber hinaus gelten auch chronische Schilddrüsenleiden, Zuckerkrankheit, Gicht und ein zu hoher Blutdruck als arteriosklerosefördernd.

Behandlungstip

Um einer Arteriosklerose vorzubeugen, ist – wie so oft – auf eine naturgemäße Lebensweise zu achten. Die Nahrung sollte cholesterinarm sein. Tierischen Produkten sind pflanzliche vorzuziehen. Neben einer vollwertigen, vitalstoffreichen Ernährung ist vor allem auch für ausreichend Bewegung zu sorgen.

In der Gewürzheilkunde kommen vor allem Gewürznelke, Knoblauch, Mazis, Safran und Zimt als heilende und harmonisierende Gewürze gegen Arteriosklerose in Frage.

Bereiten Sie sich einen Gewürzsud zu, indem Sie 3 Teile Mazis, 1 Teil Gewürznelke (zerstampft), 1 Teil Knoblauch und 1 Teil Safran mischen. Nehmen Sie dreimal täglich jeweils 3 Eßlöffel davon ein, und setzen Sie diese Behandlung über mehrere Wochen fort.

Als äußere Anwendung hat sich vor allem eine morgendliche Waschung bewährt, für die Sie Wasser mit 2 Teilen Zimt, 1 Teil Mazis, 1 Teil Gewürznelke (im Mörser zerstampfen) und 2 Teilen Safran benötigen. Führen Sie diese Ganzkörperwaschung zwei- bis dreimal in der Woche durch.

Zusätzlich empfiehlt es sich, möglichst häufig Knoblauch in der Küche einzusetzen.

Arterienverkalkung → Arteriosklerose

Arthritis

Unter Arthritis verstehen wir die Entzündung eines oder mehrerer Gelenke, die fast immer mit Schwellungen, Rötungen und Schmerzen der betroffenen Gelenke einhergeht und manchmal auch mit Fieber verbunden ist.

Als Ursache für die Gelenkentzündungen kommen unter anderem auch Krankheitsherde in Form von chronisch entzündeten Mandeln oder Vereiterungen der Zähne in Frage, weshalb die genaue Ursache der Arthritis immer zu erforschen ist. Auch bei Knochenmarksentzündungen, bei Gelenktuberkulose und rheumatischen Erkrankungen kann es zu Arthritis kommen, die immer ärztlich behandelt werden sollte, da eine Gelenkentzündung im schlimmsten Fall auch den Gelenkknorpel dauerhaft schädigen kann.

Zuweilen sind Gelenkentzündungen auch die späte Folge von Infektionen, die sich an anderen Organen abgespielt haben und beispielsweise durch Streptokokken, Gonokokken oder durch Zeckenbisse übertragene Bakterien hervorgerufen wurden. Da der Zustand unserer Gelenke für unsere Beweglichkeit entscheidend ist, deuten Gelenkentzündungen auch auf psychische Probleme hin, die mit einem Mangel an Flexibilität zu tun haben. Wir verwenden innerhalb der Gewürzheilkunde bei Arthritis daher vor allem jene Gewürze, die auch auf seelischer Ebene dazu beitragen, Unbeweglichkeit, die oft durch eine zu einseitige Sichtweise entsteht, zu beheben.

Behandlungstip

Zur Linderung von Gelenkentzündungen verwenden wir hauptsächlich Knoblauch, Mohn, Pfeffer und Senf. Dabei ist die Kombination von innerer und äußerer Anwendung besonders ratsam.

Für die innere Anwendung bereiten Sie sich einen Gewürzsud zu, für den Sie 3 Teile Pfeffer (grob zerstoßen), 1 Teil Senf (gemahlene Senfkörner) und 2 Teile Mohn (gemahlen) verwenden. Nehmen Sie dreimal täglich je 2 Eßlöffel Gewürzsud ein.

Für die äußere Anwendung verwenden Sie ein Hautöl (Mandel- oder Haselnußöl). Vermischen Sie 1 Eßlöffel Öl mit etwas weniger als einem halben Teelöffel Gewürzmischung aus 2 Teilen Knoblauch, 1 Teil Mohn (gemahlen) und 1 Teil Pfeffer (gemahlen). Reiben Sie die schmerzenden, entzündeten Stellen zweimal täglich mit dem Gewürzöl ein.

Für kalte Umschläge, die Sie jedoch nur einmal täglich auflegen sollten, verwenden Sie 1 Teil Pfeffer (gemahlen), 2 Teile Senf (gemahlene Senfkörner) und 2 Teile Wacholder (zerstampfte Wacholderbeeren).

Asthma

Bei Asthma beziehungsweise Bronchialasthma *(Asthma bronchiale)* handelt es sich um eine meist allergische Erkrankung, bei der es zu anfallsweise auftretender Atemnot kommt, die mit Kurzatmigkeit und schnellen Atemzügen sowie mit einer verlängerten Ausatmung einhergeht.

Besonders häufig ist Asthma bei Kindern und Jugendlichen. Ein Asthmaanfall beginnt meist mit Husten und einem Gefühl der Enge im Brustbereich, dem Atemnot und der deutlich hörbare, ziehende (giemende) Atem folgen. Ein Asthmaanfall kann sich schnell wieder legen, zuweilen aber auch über viele Stunden oder gar tagelang anhalten. Da eine möglichst frühe Behandlung die Heilungschancen erheblich verbessert, sollte man beim ersten Anzeichen von Asthma sofort den Arzt aufsuchen.

Als asthmaauslösende Ursachen sind vor allem allergische Reaktionen gegenüber bestimmten Stoffen wie etwa Tierhaaren, Nahrungsmitteln und Nahrungsmittelzusätzen, Blütenstaub, chemischen Stoffen etc. zu nennen. Aber auch genetische Anlagen, ein durch häufige Infektionen geschwächtes Immunsystem und vor allem auch psychische Faktoren spielen bei Asthma eine große Rolle. Während eine gelassene, entspannte Grundhaltung erheblich zur Heilung beitragen kann, können vor allem Ängste und psychische Anspannungen Asthmaanfälle eher fördern.

In der Gewürzheilkunde werden beruhigende, entkrampfende, husten-stillende und psychisch stabilisierende Gewürze wie Anis, Fenchel, Ge-würznelke, Pfeffer oder Zimt gegen Asthma eingesetzt.

Für einen Gewürzsud benötigen Sie 3 Teile Anis, 1 Teil Zimt, 1 Teil Pfeffer und 1 Teil Gewürznelke (zerstampft). Nehmen Sie dreimal täg-lich jeweils 1 Eßlöffel von diesem Sud ein.

Als Gewürztee gegen Asthma mischen Sie jeweils einen Teil Anis, Pfeffer und Gewürznelke und lassen den Tee 10 Minuten lang ziehen. Trinken Sie den Tee – möglichst heiß – vor dem Schlafengehen.

Für Inhalationen, die bei asthmatischen Beschwerden ebenso wichtig sind wie Atem- und Entspannungsübungen, können Sie 1 Teil Fenchel (zerstampfte Fenchelsamen) und 1 Teil Zimt kombinieren. Sie können aber auch ätherisches Gewürzöl verwenden und entweder 2 bis 3 Trop-fen Anisöl oder die gleiche Menge Zimtöl auf einen Topf mit heißem Wasser geben.

Da, wie gesagt, vor allem auch die Psyche bei Asthma harmonisiert werden sollte, kann gerade auch die Aromatherapie auf diesem Gebiet in Kombination mit der Gewürzheilkunde gute Dienste leisten. Oft tritt schon Besserung ein, wenn eine kleine Menge Anis- oder Zimtöl mittels einer Duftlampe in den Wohnräumen verdampft wird.

Augenleiden

Unsere Augen sind in der heutigen Zeit besonderen Belastungen ausge-setzt. Vor allem langes Arbeiten am Computer, Fernsehen aber auch Ni-kotin und Umweltgifte sowie erhöhte Ozonwerte im Sommer belasten unsere Augen, was sich oft in Form von gereizten, brennenden oder trockenen Augen zeigen und zu verschwommenem Sehen, Kopfschmer-zen etc. führen kann.

Natürlich sollten wir uns soweit als möglich vor Belastungen schüt-zen, indem wir auf Dauerfernsehen verzichten, für eine gute Belüftung aber auch für eine ausreichende Beleuchtung des Arbeitsplatzes sorgen. Besonders vorsichtig sollten wir sein, wenn wir mit Chemikalien zu tun haben, die reizende Dämpfe entwickeln, wie sie beispielsweise auch in einigen handelsüblichen Wasch-, Reinigungs- und Pflegemitteln enthalten sind.

Ebenso wichtig ist es aber, immer wieder einmal kurze Pausen für die Augen einzulegen, indem wir sie einfach schließen und vielleicht auch mal einige kleine Augenübungen durchführen.

Auch bei Augenleiden ist unser psychischer Zustand von wesentlicher Bedeutung, denn Streß und Überforderung wirken sich nicht zuletzt auch auf unsere Augen aus. Darüber hinaus können Augenprobleme auch auf einen Mangel an Einsicht bei aktuellen Problemen hindeuten, weshalb bei der Behandlung immer auch auf die seelischen Zusammenhänge zu achten ist.

Behandlungstip

In der Gewürzheilkunde behandeln wir gerötete, entzündete, brennende, übermüdete oder trockene Augen mit Fenchel und Vanille.

Für Augenkompressen mischen Sie eine Messerspitze Vanille und eine Messerspitze Fenchel (zerstampfte Fenchelsamen), überbrühen die Gewürze mit einer Tasse heißem Wasser und lassen das Ganze 3 bis 5 Minuten lang ziehen. Seihen Sie dann ab, und lassen Sie das Gewürzwasser abkühlen, bis es lauwarm ist. Tauchen Sie zwei Wattebäuschchen in das Gewürzwasser ein, und legen Sie diese Kompressen etwa 10 Minuten lang auf die geschlossenen Augenlider. Anschließend spülen Sie die Augen noch kurz mit kaltem Wasser ab. Führen Sie diese Anwendung einmal täglich, am besten abends durch, bei Bedarf auch öfter.

Ausfluß

Oft deutet Ausfluß (*Fluor*) auf eine Entzündung der Scheide hin, die häufig von Schmerzen, Jucken und Brennen sowie Schwellungen begleitet wird. Von krankhaftem Ausfluß ist jedoch immer erst dann die Rede, wenn es zu einer dauernden und verstärkten Absonderung kommt, denn ein leichter Scheidenausfluß ist als durchaus normal anzusehen.

Vor allem unangenehm riechende, rötliche, eitrige oder grünliche Flüssigkeitsabsonderungen, die mit Juckreiz und ziehenden Schmerzen einhergehen, deuten auf krankhafte Prozesse hin. So kann Ausfluß durch

Pilze verursacht sein, die beispielsweise in öffentlichen Schwimmbädern und Saunas aber auch durch Geschlechtsverkehr übertragen werden.

Auch kann die Antibabypille, ebenso wie Medikamente, die Kortison oder Penicillin enthalten, Ausfluß hervorrufen. Als weitere Ursachen kommen aber auch Geschlechtskrankheiten wie Tripper, Herpes-Infektionen, aber auch allergische Reaktionen und nicht zuletzt auch wieder psychische Belastungen in Frage, die in einigen Fällen auch mit einer unbewußten Abneigung gegen die eigene Sexualität zusammenhängen.

Da die Ursachen für Ausfluß sehr unterschiedlich sein können – außer den genannten Ursachen kommen beispielsweise auch noch Krebserkrankungen in Frage – ist bei länger andauerndem Ausfluß unbedingt der Frauenarzt aufzusuchen, denn nur er/sie kann eine genaue Diagnose stellen, die die Voraussetzung für eine vernünftige Behandlung bildet.

Behandlungstip

Zusätzlich zur ärztlichen Therapie sowie auch bei schmerzfreiem, nicht juckendem Ausfluß, wie er mitunter nach der Menstruation auftritt, kann durch milde Gewürzbäder sowie durch die Einnahme eines Gewürzsuds meist Linderung erreicht werden.

Für die äußere Anwendung benötigen wir als Badezusatz ein Gewürzwasser, für das wir insgesamt 1 Teelöffel Gewürze, und zwar 1 Teil Kurkuma und 2 Teile Liebstöckel mit einem halben Liter Wasser aufkochen, einige Minuten ziehen lassen, abseihen und in ein Vollbad geben. Für Sitzbäder ist die Dosis entsprechend zu reduzieren.

Darüber hinaus nehmen Sie dreimal täglich je 2 Eßlöffel Gewürzsud ein, den Sie mit 1 Teil Safran und 2 Teilen Kurkuma herstellen.

Blähungen

Blähungen gehören zu den häufigsten Verdauungsstörungen, und jeder von uns dürfte schon einmal unter Blähungen gelitten haben. Sowohl durch Funktionsstörungen, als auch durch organische Veränderungen kann es zu Blähungen, also zu vermehrtem Auftreten von Darmgasen, kommen.

Während leichte Blähungen lediglich zu Völle- und Druckgefühlen führen, können hartnäckige, heftige Blähungen auch Übelkeit, Aufstoßen, Atemnot und starke Bauchschmerzen auslösen.

Die Ursachen für Blähungen sind vielfältig. So können Veränderungen der Darmbakterienbesiedelung oder Störungen der Fermentbildung, die oft auch Folge von Fehlernährung wie etwa zuckerreicher Kost sind, für die Blähungen ebenso verantwortlich sein wie Darminfektionen und Vergiftungen. Aber auch Übergewicht, Wirbelsäulenschäden sowie Operationsnarben oder Allergien können Blähungen hervorrufen.

Behandlungstip

Natürlich sind zunächst einmal die blähungsfördernden Ursachen, wie etwa falsche Ernährung, das „Verschlingen" der Nahrung usw. auszuschalten. Darüber hinaus ist auch auf eine regelmäßige Stuhlentleerung zu achten, die ja durch ein ausreichendes Maß an Bewegung und eine ballaststoffreiche Ernährung gewährleistet ist.

In der Gewürzheilkunde werden Blähungen mit Anis, Fenchel, Koriander und Piment behandelt, da diese Gewürze hervorragend dazu geeignet sind, Blähungen vorzubeugen und sie, falls sie doch einmal auftreten sollten, schnell zum Verschwinden zu bringen.

Trinken Sie einmal täglich, entweder morgens vor dem Frühstück oder abends vor dem Zubettgehen, eine Tasse Gewürztee, für den Sie 2 Teile Anis und 1 Teil Koriander (zerstampfte Koriandersamen) verwenden.

Alternativ können Sie natürlich auch einmal reinen Anis- oder Fencheltee verwenden.

Häufig wiederkehrende Blähungen deuten auf allgemeine Probleme im Bereich der Verdauung hin, wobei dann auch eine seelische Ursache zugrunde liegen kann, die damit zusammenhängen wird, daß wir auch im seelischen Bereich Schwierigkeiten haben, Dinge zu „verdauen".

Bei häufig wiederkehrenden Blähungen nehmen Sie viermal täglich je 1 Eßlöffel Gewürzsud ein. Für den Gewürzsud benötigen Sie 1 Teil Fenchel (zerstampfte Fenchelsamen), 1 Teil Koriander (zerstampfte Koriandersamen) und 2 Teile Piment.

Blasenentzündung

Eine Blasenentzündung entsteht durch eine Infektion des Harns mit Krankheitskeimen, meist mit Bakterien. Normalerweise sind Blasenentzündungen zwar unangenehm, jedoch relativ ungefährlich. Frauen sind wesentlich häufiger betroffen als Männer, was daran liegt, daß Krankheitskeime bei Frauen wesentlich leichter über die Harnröhre in die Blase gelangen können, als bei Männern.

Das Risiko, an einer Blasenentzündung zu erkranken, steigt bei Nierensteinen, bei einer vergrößerten Prostata, aber auch bei der Verwendung von Intimsprays und bei der Benutzung eines Diaphragmas.

Auch seelische Belastungen spielen eine große Rolle. Ebenso wie die Blasenschwäche konfrontiert uns auch eine Blasenentzündung immer mit dem Thema „Loslassen" beziehungsweise mit der Schwierigkeit, mit Druck von außen umzugehen.

Behandlungstip

Für eine naturgemäße Behandlung der Blasenentzündung ist wichtig, daß wir viel trinken, gleichzeitig aber den Alkohol- und Kaffeegenuß soweit als möglich einschränken.

Die Gewürzheilkunde nutzt die Wirkungen von Liebstöckel, Knoblauch und Pfeffer, da diese Gewürze einerseits dazu beitragen, die Blase zu stärken und die Entzündung zu hemmen, andererseits aber auch die seelischen Voraussetzungen für die Heilung schaffen.

Nehmen Sie dreimal täglich je 2 Eßlöffel Gewürzsud ein, den Sie mit 2 Teilen Liebstöckel, 1 Teil Knoblauch und 1 Teil Pfeffer herstellen.

Trinken Sie außerdem täglich eine große Tasse Gewürztee. Für den Tee, den Sie mit Schwarztee mischen können, benötigen Sie 1 Teil Pfeffer und 2 Teile Liebstöckel.

Blasenschwäche

Die Blasenschwäche ist eine Erkrankung, die vor allem bei Frauen nach den Wechseljahren sehr häufig auftritt. Von Blasenschwäche sprechen wir, wenn der Schließmuskel der Blase nicht mehr richtig funktioniert.

Da die Blasenschwäche mit der Zeit zu einer Harninkontinenz führen kann, bei der es zu unkontrollierter Entleerung der Blase kommt, ist diese Erkrankung für die Betroffenen oft mit erheblichen psychischen Belastungen verbunden.

Die Blasenschwäche ist gerade in höherem Alter sehr verbreitet, und jeder zweite über 65 leidet unter einer mehr oder minder stark ausgeprägten Blasenschwäche, die auch mit Schmerzen und Krämpfen im Bauchbereich einhergehen kann.

Je nach Ausprägung kann es zu verschiedenen Formen der Inkontinenz kommen, bei denen der Urin beispielsweise nur bei körperlicher Belastung verloren wird, oder es auch schon zu nächtlichem, unkontrolliertem Harnabgang kommen kann.

Außer der altersbedingten Blasenschwäche können zuweilen auch Infektionen der Harnwege oder hormonelle Veränderungen die Ursache für diese Erkrankung sein.

Abgesehen von den körperlichen Symptomen sollte man sich bei einer Blasenschwäche auch überlegen, ob in uns der unterbewußte Wunsch verborgen sein könnte, einen psychischen Druck, unter dem wir leiden, loszuwerden. Das Unvermögen, sich im Inneren von diesem Druck zu befreien, kann das Problem auf die körperliche Ebene verschieben, auf der wir dann mit einem enormen Druck auf die Blase konfrontiert sind, dem wir so leicht nicht entgehen können.

Behandlungstip

Damit eine Blasenschwäche nicht irgendwann einmal einen chirurgischen Eingriff nötig macht, sollten bei jeder Art von Blasenschwäche Übungen für die Stärkung der Beckenbodenmuskulatur ausgeführt werden.

In der Gewürzheilkunde wird eine schwache Blase jedoch auf subtilere Weise behandelt. Vor allem Liebstöckel und Thymian wirken nicht nur blasenstärkend, sondern tragen auch durch ihre Auswirkungen auf der psychisch-mentalen Ebene dazu bei, die Blase zu stärken.

Bereiten Sie sich einen Gewürzsud zu, für den Sie 2 Teile Thymian und 1 Teil Liebstöckel verwenden. Nehmen Sie dreimal täglich jeweils 2 Eßlöffel davon ein. Führen Sie diese Behandlung unbedingt über einige Monate fort.

Blutarmut → Anämie

Blutdruck, hoher – Hypertonie

Ein zu hoher Blutdruck *(Hypertonie)* wird meistens durch Routineuntersuchungen des Arztes entdeckt und verursacht oftmals keine Beschwerden. Von Bluthochdruck spricht man, wenn der arterielle Druck über 120/80 mm Hg liegt. Manchmal führt ein erhöhter Blutdruck zu Beschwerden wie Herzklopfen, Schlaflosigkeit, Unruhe und Kopfschmerzen, doch ist dies meist erst dann der Fall, wenn die Blutdruckwerte deutlich über den Normalwerten liegen.

Die Ursachen des Bluthochdrucks sind nur selten eindeutig auszumachen. Außer relativ eindeutigen Ursachen, wie etwa Nieren- oder Herzerkrankungen, können auch übermäßiger Kaffeegenuß, vor allem aber die Nebenwirkungen zahlreicher Medikamente, wie beispielsweise die Antibabypille, Hustenmittel, kortisonhaltige Arzneimittel etc., für den erhöhten Blutdruck verantwortlich sein.

Es gibt einige Risikofaktoren, die zu Bluthochdruck führen können. Dazu zählen vor allem übermäßiger Nikotin- und Alkoholgenuß, Bewegungsmangel und natürlich auch Übergewicht. Aber auch ein zu hoher Salzkonsum und vor allem jede Art von Streß kann den Blutdruck leicht in die Höhe schnellen lassen.

Da besonders chronischer Bluthochdruck unangenehme Folgen, wie beispielsweise Nierenleiden, Augenerkrankungen, Herz- und Gefäßschäden oder auch Hirnschläge, haben kann, ist die regelmäßige Überwachung durch den Arzt besonders wichtig.

Behandlungstip

Bluthochdruck ist immer auch ein Zeichen dafür, daß der Mensch den Kontakt zu seinen natürlichen Rhythmen verloren hat. Um zu diesen natürlichen Rhythmen zurückzufinden und den Blutdruck allmählich wieder zu stabilisieren und zu senken, verwenden wir in der Gewürzheilkunde vor allem Knoblauch, Paprika, Piment und Sellerie.

Wenn Sie unter Bluthochdruck leiden, sollten Sie sich einen Gewürzsud zubereiten, der 2 Teile Piment, 1 Teil Knoblauch und 2 Teile

Paprika enthält. Nehmen Sie täglich viermal je 1 Eßlöffel davon ein, und zwar über mindestens zwei bis drei Monate hinweg.

Knoblauch ist übrigens auch in roher Form oder in gekochten Speisen ein hervorragendes Mittel gegen Bluthochdruck, mit dessen Einsatz man in der Küche nicht geizen sollte.

Auch Gewürzbäder haben sich gegen Bluthochdruck bewährt. Für ein Vollbad benötigen Sie 1 Teil Paprika, 1 Teil Sellerie und 2 Teile Piment. Beenden Sie das warme Vollbad immer mit einem kurzen, kalten Guß.

Für die innere Anwendung sind neben dem Gewürzsud auch Gewürztees aus jeweils 1 Teil Knoblauch, Sellerie und Zimt bei Bluthochdruck durchaus zu empfehlen.

Obwohl wir den Blutdruck durch den richtigen Einsatz von Gewürzen relativ schnell wieder senken können, sollte im Rahmen einer ganzheitlichen Behandlung natürlich auch dafür gesorgt werden, daß wir Übergewicht abbauen, uns mehr bewegen und bluthochdruckverursachende Medikamente, Kaffee etc. sowie vor allem auch Streß so weit als möglich vermeiden.

Blutdruck, niedriger – Hypotonie

Im Gegensatz zum Bluthochdruck ist der niedrige Blutdruck *(Hypotonie)* relativ ungefährlich, wenn man einmal von der Sturzgefahr bei älteren Menschen absieht, denn: Menschen mit niedrigem Blutdruck leben im allgemeinen länger als Menschen mit normalem oder gar hohem Blutdruck.

Allerdings kann auch ein zu niedriger Blutdruck mit Werten unter 100 mm Hg und oftmals verminderter Pulsfrequenz zu Beschwerden führen. So kann es gerade beim Aufstehen zu Schwindel und Herzrasen, darüber hinaus aber auch zu Kopfschmerzen, Sehstörungen, allgemeinen Erschöpfungszuständen und Antriebsschwäche oder Konzentrationsmangel kommen.

Für einen niedrigen Blutdruck können nicht nur die Veranlagung, sondern auch Infektionskrankheiten, lange Bettlägerigkeit, neurologische Erkrankungen und teilweise auch Herzerkankungen verantwortlich sein.

Während ein etwas zu niedriger Blutdruck nicht problematisch ist, kann es bei stärkeren Abweichungen vom Normalwert durchaus zu Beschwerden kommen, die jedoch nicht immer gleich mit Medikamenten unterdrückt werden sollten. Oft genügt es, sich morgens Zeit zu nehmen, um aus dem Bett zu kommen, ab und zu einen Kaffee zu trinken oder regelmäßig Kneippgüsse auszuführen.

Doch auch mit Gewürzen können wir einiges tun, um einen zu niedrigen Blutdruck „anzukurbeln". Zu den besten Gewürzen, die der Hypotonie entgegenwirken, zählen Chili, Galgant, Paprika, Pfeffer, Senf und Zimt. Diese Gewürze wirken sich nicht nur direkt auf den Blutdruck aus, sie wirken auch auf dem Umweg über die Seele, denn ein niedriger Blutdruck geht meist mit einer gewissen Unlust am Leben und einem Mangel an Interesse für äußere Reize einher, so daß die Seele hier eines Anschubs bedarf.

Wenn Sie häufig unter niedrigem Blutdruck leiden, nehmen Sie drei- bis viermal täglich je 2 Eßlöffel Gewürzsud ein. Bereiten Sie den Sud mit 1 Teil Paprika, 1 Teil Pfeffer, 1 Teil Chili und 2 Teilen Galgant zu.

Ab und zu können Sie sich eine Gewürzmilch machen, die 2 Teile Zimt, 1 Teil Pfeffer und 1 Teil Paprika enthalten sollte. Süßen Sie die Milch mit etwas Honig, doch trinken Sie niemals mehr als eine Tasse am Tag.

Zusätzlich zu den inneren Anwendungen eignen sich auch Ganzkörperwaschungen besonders gut dazu, den Kreislauf anzuregen. Für eine Waschung benötigen Sie 2 Teile Senf (gemahlene Senfkörner), 2 Teile Zimt und 1 Teil Galgant.

Bronchitis

Bei einer Bronchitis handelt es sich um eine Infektion der Atemwege, die chronisch oder akut sein kann und die abgesehen vom Schnupfen wohl zu den häufigsten Infektionen der Atemwege zählen dürfte.

Bei der Bronchitis kommt es zu einer Entzündung der Bronchien, die oft auch mit Fieber einhergeht. Die Bronchitis wird vor allem dann gefährlich, wenn es im Laufe der Erkrankung zu sehr starkem, schmerzhaftem Husten, zu Erschöpfung und hohem Fieber kommt, da dann die Gefahr besteht, daß eine zunächst relativ harmlose Bronchitis schließlich zu einer Lungenentzündung wird.

Aber auch die „gewöhnliche" Bronchitis ist eine unangenehme Erkrankung, die mit Reizhusten und brennenden Schmerzen im Brustbereich und oft anfallartigem Husten einhergeht. Abgesehen von Viren – oder in selteneren Fällen Bakterien – ist auch der Nikotingenuß ebenso wie eine dauernde Mundatmung für das Auftreten einer Bronchitis verantwortlich zu machen. Ebenso trägt leider auch die zunehmende Luftverschmutzung zu einem immer häufigeren Auftreten von Bronchialerkrankungen bei.

Doch auch seelische Faktoren entscheiden, ob sich eine Bronchitis entwickelt und wie stark diese verläuft. So wie die Lungen den Austausch zwischen innen und außen repräsentieren, kann eine Bronchitis darauf hinweisen, daß wir Probleme haben, mit unserer Umwelt in Harmonie zu sein, weil es uns beispielsweise schwerfällt, Geben und Nehmen – also das, was wir von uns an das Außen weitergeben mit dem, was wir in uns hineinnehmen – in ein Gleichgewicht zu bringen.

Behandlungstip

Sowohl bei der chronischen als auch bei der akuten Bronchitis sollte man stets darum bemüht sein, seine Selbstheilungskräfte aktiv zu unterstützen und sich auch psychisch wieder ins Gleichgewicht zu bringen. Durch Gewürze wie Anis, Knoblauch, Kreuzkümmel, Muskatnuß, Pfeffer und Senf können wir unseren inneren Arzt aktivieren, uns psychisch harmonisieren, die Entzündung hemmen und das Auflösen und Abhusten des Schleims erleichtern.

Für einen Gewürzsud verwenden wir 1 Teil Muskatnuß, 2 Teile Anis, 1 Teil Senf (gemahlene Senfkörner) und 2 Teile Pfeffer. Nehmen Sie davon dreimal täglich je 3 Eßlöffel ein.

Gerade bei akuter Bronchitis ist es wichtig, zusätzlich mindestens einmal täglich einen Gewürztee, möglichst heiß und mit Honig gesüßt, zu trinken. Für den Gewürztee brauchen Sie 1 Teil Kreuzkümmel, 2 Teile Anis und 1 Teil Pfeffer.

Auch äußere Anwendungen sind sinnvoll. Dafür kommen vor allem warme Umschläge in Frage. Für den warmen Umschlag, der mindestens

25 Minuten aufgelegt werden sollte, mischen Sie 2 Teile Senf (gemahlene Senfkörner), 1 Teil Muskatnuß und 1 Teil Kreuzkümmel.

Darminfektionen

Probleme mit dem Darm sind hierzulande sehr häufig. Darminfektionen oder Darmkatarrhe gehen meist mit Durchfällen, Darmkrämpfen und kolikartigen Bauchschmerzen einher. Die Entzündung der Darmschleimhaut kann akut oder chronisch sein.

Als Ursache für Infektionen und Katarrhe sind vor allem Ernährungsfehler, Stoffwechselstörungen, Allergien aber auch Vergiftungen zu nennen. Darüber hinaus können aber auch verschiedene Bakterien, Viren oder auch Salmonellen zu Darminfektionen führen. Auch auf Reisen in ferne Länder, wo die hygienischen Verhältnisse oft nicht ideal sind, kann es immer wieder zu Infektionen kommen, die teilweise zu schweren Durchfällen führen können. Durch den dabei auftretenden Flüssigkeits- und Mineralienverlust können als Folge auch starke Kreislaufbelastungen auftreten.

Abgesehen von den genannten Ursachen ist immer auch zu überprüfen, ob nicht seelische Verkrampfungen, Ängste oder Sorgen vorliegen, die bei vielen Menschen schnell auf den Darm schlagen können.

Behandlungstip

In der Gewürzheilkunde behandeln wir sowohl chronische als auch akute Darmkatarrhe beziehungsweise Darminfektionen mit Anis, Knoblauch, Mohn, Wacholder und Zimt.

Nehmen Sie viermal täglich jeweils 2 Eßlöffel Gewürzsud ein. Mischen Sie für die Herstellung des Suds 1 Teil Mohn (gemahlen), 2 Teile Anis und 1 Teil Wacholder (zerstampfte Wacholderbeeren).

Trinken Sie außerdem täglich eine Tasse Gewürztee, für den Sie 3 Teile Anis und 1 Teil Zimt verwenden.

Bei Darminfektionen sind Bettruhe und Wärme besonders wichtig. Als äußere Anwendung empfiehlt sich ein warmer Umschlag um die Leibmitte. Für den Umschlag, den Sie einmal täglich für 20 Minuten auflegen sollten, benötigen Sie 2 Teile Wacholder (zerstampfte Wacholderbeeren), 1 Teil Knoblauch, 1 Teil Zimt und 1 Teil Mohn.

Darmkatarrh → Darminfektionen

Darmträgheit

Die Darmträgheit beziehungsweise Stuhlverstopfung gilt als eine der typischen Zivilisationserkrankungen. Die meisten Menschen, die in Industrienationen aufgewachsen sind, leiden heute unter einem Mangel an Bewegung. Hinzu kommt die ständige Fehlernährung mit einem Mangel an Vital- und Ballaststoffen und einem Überschuß an tierischen Fetten. Aber auch übermäßiger Zuckerkonsum und ein Mangel an Flüssigkeitszufuhr in Form von Mineralwasser, Tees etc. begünstigen die Darmträgheit.

Sowohl akuten als auch chronischen Verstopfungen versucht man oft, mit Abführmitteln beizukommen, die jedoch nur kurzfristig Erleichterung bringen. Langfristig gesehen verstärken diese Mittel, die oft auch unangenehme Nebenwirkungen haben, das Problem nur noch, da die Eigenaktivität des Darmes dadurch noch weiter unterdrückt wird.

Abgesehen von den genannten Ursachen sind vor allem auch seelische Faktoren oft Auslöser für eine mehr oder weniger hartnäckige Stuhlverstopfung. Besonders eine verkrampfte innere Haltung aber auch die Verdrängung von Problemen sowie ein „Festhalten" an Situationen oder Menschen kann auf der körperlichen Ebene zu Verstopfung führen.

Behandlungstip

Eine durch zivilisatorische Einflüsse hervorgerufene Darmträgheit muß natürlich zunächst durch eine vernünftigere Lebensweise korrigiert werden. Regelmäßige körperliche Betätigung und eine faserreiche Vollkornkost mit viel frischem Obst und Gemüse sowie eine ausreichende Flüssigkeitsaufnahme können den Darm schnell wieder in den natürlichen Zustand zurückversetzen.

Es gibt aber auch zahlreiche Gewürze, die dazu beitragen, den Darm wieder in Schwung zu bringen und auch die psychischen Voraussetzungen zu schaffen, die eine zukünftige Darmträgheit verhindern. Dazu gehören vor allem Anis, Galgant, Paprika, Pfeffer, Süßholz und Wacholder.

Bereiten Sie sich einen Gewürzsud zu, indem Sie 2 Teile Paprika, 1 Teil Galgant, 1 Teil Pfeffer und 1 Teil Wacholder (zerstampfte Wacholderbeeren) mischen. Nehmen Sie dreimal täglich jeweils 2 Eßlöffel davon ein.

Des weiteren können Sie ab und zu auch einmal eine Gewürzmilch trinken, für die Sie 1 Teil Anis, 2 Teile Süßholz (geschält und geraspelt) und 1 Teil Paprika verwenden. Nach Wunsch süßen Sie die Milch mit etwas Honig.

Auch Gewürzbäder sind ein gutes Mittel, die Verstopfung zu beheben, indem sie nicht nur eine körperliche, sondern auch eine seelische Entspannung bewirken. Für ein Vollbad benötigen Sie 2 Teile Wacholder (zerstampfte Wacholderbeeren), 1 Teil Anis und 1 Teil Galgant. Baden Sie jedoch nicht öfter als ein- bis höchstens zweimal in der Woche darin.

Diabetes

Als Diabetes oder „Zuckerkrankheit" wird eine Krankheit bezeichnet, bei der es zu einer Erhöhung des Blutzuckers *(Hyperglykämie)* kommt. Die Ursache dafür liegt in einer Stoffwechselstörung, die eine unzureichende Insulinproduktion in der Bauchspeicheldrüse bewirkt.

Bei Diabetes gilt es, generell zwischen der Jugenddiabetes (Typ I) und der Erwachsenen- oder Alters-Diabetes (Typ II) zu unterscheiden.

Die Jugenddiabetes ist zum Teil vererbbar, wobei zusätzlich äußere und innere Faktoren wie eine Schädigung des Immunsystems oder die Belastung durch Giftstoffe dazu beitragen müssen, daß die Erkrankung ausbricht.

Auch die Anlage zur Altersdiabetes ist teilweise vererbt, doch hier spielen vor allem Risikofaktoren wie Übergewicht, langdauernde Behandlung mit kortisonhaltigen Medikamenten, die Einnahme der Antibabypille, Operationen, aber auch ständige psychische Belastungen eine wichtige Rolle.

Oft steckt hinter der übermäßigen Lust an Süßem, die dem Ausbruch der Erkrankung vorausgeht, ein Mangel an Liebe und der verzweifelte Versuch, diesen seelischen Mangel auf der körperlichen Ebene auszugleichen.

Die Diabetes verursacht vor allem Beschwerden wie häufiges Wasserlassen, führt zu Erschöpfungszuständen, Gewichtsabnahme und Hautveränderungen, die oft mit Juckreiz einhergehen. Im Laufe der Zeit kommt es durch die Diabetes zu Schädigungen der Blutgefäße, wodurch der ganze Organismus in Mitleidenschaft gezogen wird. Oft sind auch Netzhaut- und Nierenerkrankungen die Folge einer Diabetes.

Behandlungstip

Je nach Art der Diabetes wird der Arzt entscheiden, ob Insulingaben notwendig sind oder ob eine spezielle Diabetesdiät, bei der nach einem festen Plan sechs bis sieben kleine, über den Tag verteilte, Mahlzeiten eingenommen werden müssen sowie regelmäßige Bewegung durch Radfahren, Laufen, Schwimmen etc. genügen, um die Diabetes in den Griff zu bekommen.

Die Gewürzheilkunde stellt eine wertvolle Ergänzung zur schulmedizinischen Therapie dar. Durch Gewürze wie Kardamom, Salbei oder Süßholz können wir sowohl auf seelischer als auch auf körperlicher Ebene einiges dafür tun, daß einer Diabetes vorgebeugt wird oder, wo sie bereits ausgebrochen ist, Folgeschäden vermieden werden können.

Für einen Gewürzsud benötigen Sie 2 Teile Kardamom, 1 Teil Salbei und 1 Teil Süßholz (geschält und geraspelt). Nehmen Sie von diesem Gewürzsud fünfmal täglich einen Eßlöffel ein. Die Einnahme des Suds sollte über mehrere Monate erfolgen.

Durchblutungsstörungen

Durchblutungsstörungen entstehen meist durch verhärtete Arterien, die die Blutversorgung der Muskulatur nicht mehr gewährleisten. Diese Verhärtungen oder Verdickungen (siehe dazu auch *Arteriosklerose*) treten vor allem im Alter auf. Sie können aber auch die Folge von Übergewicht, Bluthochdruck und einem Mangel an Bewegung sein.

Die Beschwerden können je nach Schwere der Durchblutungsstörungen sehr unterschiedlich sein. Oft klagen die Patienten über Taubheitsgefühle und Schmerzen in den Beinen und Armen. Die Schmerzen nehmen bei Belastung der Muskeln zu. Schließlich kann man beim Gehen nur noch kürzeste Strecken bewältigen, um dann wieder eine Zeitlang stehenbleiben zu müssen, weshalb Durchblutungsstörungen auch als „Schaufensterkrankheit" bezeichnet werden.

Darüber hinaus können schwere Durchblutungsstörungen aber auch zu Gewebeschäden führen, die das Gewebe absterben lassen. Als bekanntes Beispiel gilt das „Raucherbein", das zur Amputation der betroffenen Extremität zwingt.

Behandlungstip

Durchblutungsstörungen beugt man am besten vor, indem man auf Nikotin verzichtet, für ausreichende Bewegung sorgt, fettarm ißt und eine mögliche Diabetes oder eventuellen Bluthochdruck gründlich behandelt.

Da bei Durchblutungsstörungen immer auch eine Schwächung des Kreislaufs vorliegt, ist im psychischen Bereich auch zu untersuchen ob das Fließen der Lebensenergie, das sich in den Kreislaufvorgängen widerspiegelt, vielleicht durch Ängste oder Blockaden behindert wird.

Die Gewürzheilkunde behandelt Durchblutungsstörungen mit Mazis, Safran und Senf, da diese Gewürze die Lebensenergie auf körperlicher und seelischer Ebene wieder ins Fließen bringen.

Als wichtigste Anwendung gilt die Einnahme des Gewürzsuds. Mischen Sie 2 Teile Senf (gemahlene Senfkörner), 1 Teil Mazis und 1 Teil Safran. Nehmen Sie dreimal täglich jeweils 3 Eßlöffel des Gewürzsuds ein.

Als äußere Anwendung empfiehlt sich eine regelmäßige Ganzkörperwaschung. Für die Waschung benötigen Sie 2 Teile Senf (gemahlene Senfkörner) und 2 Teile Safran.

Durchfall

Durchfall ist eigentlich keine Erkrankung als vielmehr ein Symptom, das auf eine Infektion der Darmschleimhaut hindeutet (siehe dazu auch *Darminfektionen*). Es sind aber nicht nur infektiöse, sondern manchmal auch nichtinfektiöse Prozesse, die dazu führen, daß es zu Durchfall kommt. So kann es einerseits sowohl durch Infektionen wie Ruhr, Cholera, Typhus oder bei Grippe zu Durchfällen kommen, die dann meist mit Fieber und Abgeschlagenheit einhergehen. Aber auch Fleisch- und Fischvergiftungen sowie Ernährungsfehler und Unterkühlungen können plötzliche Durchfälle hervorrufen.

Doch auch psychische Belastungen in Form von Prüfungsängsten etc. können Durchfall auslösen.

Behandlungstip

Bei Durchfall sollte nach Möglichkeit das Bett gehütet und der Körper, vor allem aber die Füße, warm gehalten werden. Außerdem ist natürlich darauf zu achten, daß der beim Durchfall auftretende Flüssigkeitsverlust durch Tees und Mineralwasser ausgeglichen wird.

Anis, Kreuzkümmel, Zimt, Wacholder und Pfeffer gelten als besonders wohltuend für den Darm. Bei Durchfall nehmen Sie dreimal täglich jeweils einen Eßlöffel von einem Gewürzsud ein, den Sie mit 2 Teilen Anis, 1 Teil Kreuzkümmel, 1 Teil Wacholder (zerstampfte Beeren) und 1 Teil Pfeffer anfertigen.

Trinken Sie außerdem täglich eine große Tasse Gewürztee. Überbrühen Sie dazu je einen halben Teelöffel Anis und Zimt sowie einen weiteren halben Teelöffel Schwarztee mit einer Tasse heißem Wasser. Lassen Sie das Ganze 10 Minuten lang ziehen, und seihen Sie dann ab. Süßen Sie den Gewürztee vor dem Genuß mit etwas Honig.

Für die äußere Anwendung empfiehlt sich ein warmer Umschlag um die Leibmitte. Für den Umschlag, den Sie einmal täglich für 20 Minuten auflegen sollten, benötigen Sie 2 Teile zerstampfte Wacholderbeeren, 1 Teil Kreuzkümmel, 1 Teil Zimt und 1 Teil Pfeffer.

Ekzeme

Bei Ekzemen handelt es sich um Entzündungen der Haut, die mit Schwellungen, Bläschen, Rötungen, Krustenbildung oder auch Schuppungen einhergehen können. Ekzeme können trocken oder nässend sein.

Als Ursachen für Ekzeme kommen vor allem allergische Reaktionen (siehe dazu auch *Allergien*) in Frage. Doch auch Stoffwechselstörungen, Vergiftungen über den Darm, übermäßige Sonnenbestrahlung, der Hautkontakt mit chemischen Mitteln wie Farben und Reinigungsmitteln (Kontaktekzeme) sowie nicht zuletzt auch Ernährungsfehler können Ekzeme auslösen oder den Ausbruch zumindest begünstigen.

Ekzeme können oftmals aber auch der körperliche Ausdruck neurotischer Störungen sein. Je nachdem, wo ein Ekzem auftritt, kann es verschiedene Problemkreise symbolisieren. So können Ekzeme im Bereich der Geschlechtsorgane beispielsweise auf sexuelle Probleme hindeuten, während Ekzeme an den Händen den unbewußten Wunsch ausdrücken mögen, den anderen nicht zu berühren und sich in sich selbst zurückzuziehen.

Behandlungstip

Im Falle allergischer oder ernährungsbedingter Ekzeme sind natürlich zunächst die auslösenden Ursachen zu beseitigen. Da die meisten Ekzeme jedoch wie gesagt oft auch psychische Ursachen haben, ist die einseitige Behandlung durch Medikamente in Form von kortisonhaltigen Salben etc. meist nicht dazu geeignet, Ekzeme wirklich von Grund auf zu heilen.

In der Gewürzheilkunde können wir die Abheilung der Haut bei Ekzemen durch Gewürze wie Kurkuma, Mohn, Sellerie, Vanille und Wacholder fördern.

Um die Heilung von innen heraus zu unterstützen, bereiten Sie sich einen Gewürzsud mit 3 Teilen Vanille, 1 Teil Sellerie und 1 Teil Wacholder (zerstampfte Wacholderbeeren) zu. Nehmen Sie über einen Zeitraum von zwei bis drei Wochen – wie bei einer Kur – dreimal täglich einen Eßlöffel davon ein.

Für Umschläge benötigen Sie 1 Teil zerstampfte Wacholderbeeren, 1 Teil Kurkuma, 1 Teil Mohn (gemahlen), wobei Sie für das Gewürzwasser insgesamt etwas weniger als einen halben Eßlöffel Gewürz auf einen Liter Wasser geben sollten. Legen Sie den Umschlag möglichst warm auf die betroffene Hautstelle, lassen Sie ihn 30 Minuten lang einwirken, und wiederholen Sie diese Anwendung zweimal täglich.

Vor allem bei kleineren Ekzemen empfiehlt sich auch die Zubereitung eines Hautöls. Vermischen Sie das Hautöl – am besten Mandelöl oder Haselnußöl – mit 1 Teil Kurkuma, 1 Teil Vanille und 2 Teilen gemahlenem Mohn.

Erbrechen

Ebenso wie Durchfall ist auch Erbrechen *(Emesis, Vomitus)* keine Erkrankung als vielmehr ein Symptom, das auf verschiedene Erkrankungen hindeuten kann. In den meisten Fällen hängen Erbrechen und Übelkeit mit Entzündungen oder Infektionen des Magens (siehe auch *Gastritis*) zusammen. Doch Erbrechen kann oft auch einfach nur ein natürlicher Reinigungsprozeß sein, bei dem Giftstoffe aus dem Magen entfernt werden. Gerade nach allzu üppigen, fettreichen Mahlzeiten, vor allem in Verbindung mit Alkoholgenuß, ist das Erbrechen ein durchaus sinnvoller Mechanismus, der uns nicht weiter beunruhigen sollte.

Abgesehen von Infektionen und Vergiftungen sind immer auch psychische Faktoren zu berücksichtigen, denn Erbrechen kann auf der körperlichen Ebene anzeigen, daß wir gegen unseren Willen etwas aufgenommen haben, was wir nun aus irgendwelchen Gründen nicht zu verdauen bereit sind.

Da Erbrechen in einzelnen Fällen auch auf Stoffwechselstörungen, Darmverschluß, Schwangerschaft oder Erkrankungen des Gehirns hindeuten kann, ist bei häufigem Erbrechen, das nicht durch falsche Ernährung, Infektionen, Reisekrankheit oder psychische Faktoren ausgelöst wird, immer ein Arzt aufzusuchen.

Erbrechen wird fast immer mit Übelkeit und oft auch mit Schweißausbrüchen, krampfartigen Schmerzen und einem Druckgefühl im Magen einhergehen. Da vor allem häufigeres Erbrechen auch zu Flüssigkeits- und zugleich zu Elektrolytverlust führt, sollte man nach dem Erbrechen immer für eine ausreichende Flüssigkeitszufuhr in Form von Tees und Mineralwasser sorgen.

Um psychische Unausgewogenheiten zu harmonisieren und auch auf der körperlichen Ebene gegen Erbrechen und Übelkeit vorzugehen, benutzen wir in der Gewürzheilkunde Anis, Pfeffer und Zimt.

Bereiten Sie sich einen Gewürztee zu, für den Sie 2 Teile Anis und 1 Teil Zimt verwenden. Lassen Sie den Tee, den Sie nach Belieben mit etwas Schwarztee vermischen und mit etwas Honig süßen können, mindestens 6 Minuten lang ziehen. Im Gegensatz zu anderen Gewürztees können Sie diesen Tee zweimal täglich trinken.

Um Erbrechen vorzubeugen und Übelkeit nachhaltig zu bekämpfen, nehmen Sie dreimal täglich je 2 Eßlöffel Gewürzsud ein. Für den Gewürzsud benötigen Sie 1 Teil Anis, 2 Teile Pfeffer und 1 Teil Zimt. Darüber hinaus können Sie sich ätherisches Zimtöl kaufen und dieses Öl mittels einer Duftlampe in den Wohnräumen verdampfen lassen. Zwei bis drei Tropfen genügen bereits, und der Zimtduft wird in Ihnen ein Gefühl der Leichtigkeit und des Wohlbehagens erzeugen.

Erkältung → Schnupfen

Erschöpfung

Erschöpfungszustände treten bei zahlreichen Erkrankungen auf, können aber auch die Folge chronischer Belastungen in Form von Herden (chronische Mandelentzündungen, Zahnherde etc.), Fehlernährung, Giften, Allergien usw. sein. In der Zeit, in der unsere körpereigene Abwehr mit Bakterien und Viren „kämpft", ist es ganz natürlich, daß wir müde werden, und von daher sollten wir uns bei Erkrankungen immer schonen und Bettruhe einhalten.

Werden Erschöpfungszustände jedoch chronisch und fühlen wir uns immerzu müde, läßt zudem die Konzentrationsfähigkeit nach und kommen womöglich Appetitmangel, Kopfschmerzen und andere Symptome hinzu, so kann es sehr gut sein, daß die Erschöpfung seelische Ursachen hat.

Gerade in Situationen, in denen wir uns überlastet fühlen, in denen andere zu viel von uns verlangen und wir das Gefühl haben, an die Grenzen unserer Leistungsfähigkeit zu stoßen, wird auch unser Körper „ausgepowert" sein und unter einer entsprechenden Trägheit leiden.

Behandlungstip

In der Gewürzheilkunde versuchen wir, Erschöpfungszustände vor allem durch eine Stärkung der seelischen Verfassung in den Griff zu bekommen. Als Gewürze, die die Lebensenergie anregen, gelten unter anderem Anis, Chili, Kardamom, Safran und Sellerie.

Lange andauernden Erschöpfungszuständen können Sie am besten durch einen Gewürzsud entgegenwirken, der aus 2 Teilen Chili, 1 Teil Anis, 1 Teil Safran und 2 Teilen Sellerie besteht. Nehmen Sie dreimal täglich je 2 Eßlöffel von diesem Gewürzsud ein.

Zusätzlich können Sie sich mit Ganzkörperwaschungen aktivieren. Sie sollten diese Waschungen mindestens zwei- bis dreimal in der Woche ausführen. Für eine Waschung benötigen Sie 2 Teile Kardamom, 1 Teil Anis und 1 Teil Safran. Am besten ist es, die Ganzkörperwaschungen morgens nach dem Aufstehen auszuführen.

Bei Frühjahrsmüdigkeit, einer weit verbreiteten Form der Erschöpfung, über die viele Menschen im Frühling klagen, bereiten Sie sich einen Gewürzsud aus je 1 Teil Koriander (zerstampfte Koriandersamen), Kardamom, Pfeffer und Anis zu. Nehmen Sie drei- bis fünfmal täglich 1–2 Eßlöffel davon ein.

Fettsucht → Übergewicht

Fieber

Fieber ist an sich keine Erkrankung, sondern vielmehr ein natürlicher Regulationsmechanismus, der uns zeigt, daß unser Organismus damit beschäftigt ist, das verlorengegangene Gleichgewicht wiederherzustellen.

Durch „Angriffe" von außen in Form von Bakterien und Viren kommt es zu unterschiedlichsten Infektionen, die unseren Organismus gefährden. Indem unser Körper mit einer Erhöhung der Körpertemperatur reagiert, die normalerweise beim Gesunden – je nachdem, ob unter der Achsel oder im Darm gemessen wird – zwischen 36,7 und 37,4 Grad Celsius liegt, wird eine Temperatur erzeugt, die die Überlebenschance von Bakterien und Viren erheblich verringert. Gleichzeitig sorgt eine Erhöhung der Körpertemperatur aber auch dafür, daß Gifte leichter ausgeschieden und die Immunabwehrkräfte aktiviert werden.

Fieber kann oftmals mit Schüttelfrost und einem beschleunigten Herzschlag einhergehen. Steigt das Fieber auf 40 Grad oder gar darüber, ist stets ein Arzt zu rufen, da hohes Fieber unter Umständen auch lebensbedrohend werden kann.

In den allermeisten Fällen ist Fieber jedoch ein gutes Zeichen, und so sollte man nicht gleich versuchen, mit Medikamenten einzugreifen, sondern dem natürlichen Heilungsprozeß seinen Lauf lassen.

Oft zeugt Fieber davon, daß wir in einem meist akuten, psychischen Konflikt stecken, den wir mit anderen Menschen haben, die in unser Leben ähnlich einzudringen versuchen, wie das die Bakterien oder Viren im körperlichen Bereich tun, und daß es uns nicht gelungen ist, diesen Konflikt auf der seelischen Ebene zu lösen.

Behandlungstip

Abgesehen davon, daß bei Fieber natürlich immer Bettruhe einzuhalten ist, und daß auch darauf zu achten ist, daß wir genug trinken, können wir unseren Körper auch mit einigen Gewürzen unterstützen. Als besonders wirksam haben sich hierbei Chili, Dill, Knoblauch, Liebstöckel, Pfeffer und Salbei erwiesen.

Nehmen Sie bei Fieber täglich bis zu fünfmal einen Eßlöffel Gewürzsud ein, den Sie mit 2 Teilen Chili, 2 Teilen Liebstöckel, 1 Teil Salbei und 1 Teil Dill zubereiten.

Trinken Sie zudem täglich ein bis zwei Tassen Gewürztee mit 2 Teilen Liebstöckel und 1 Teil Salbei.

Für die äußere Anwendung sind vor allem kalte Umschläge um die Waden zu empfehlen. Bereiten Sie die Wickel, die Sie mindestens 20 Minuten lang auflegen sollten, mit 2 Teilen Dill, 1 Teil Knoblauch und 1 Teil Pfeffer zu.

Frühjahrsmüdigkeit → Erschöpfung

Furunkel

Bei Furunkeln und Karbunkeln handelt es sich um durch Staphylokokken hervorgerufene Haarbalgentzündungen. Diese Haarbalgentzündungen führen zu Rötungen, Schwellungen und teilweise auch starken Schmerzen. Während ein Furunkel lediglich ein Eiterzentrum hat, bezeichnet man mehrere zusammenstehende Furunkel mit mehreren Eiterpfropfen als Karbunkel.

Zu den Ursachen von Furunkeln und Karbunkeln gehören Stoffwechselstörungen, Fehlernährung aber auch zu häufiges Waschen, also eine übertriebene Hygiene. Ferner kommen auch Diabetes und Chemikalien als mögliche Ursachen in Betracht.

Natürlich sind bei Furunkeln, wie bei vielen anderen Erkrankungen der Haut, oft seelische Probleme mit im Spiel, und da die Hautsymbolik uns mit den Themen „Kontakt" und „Abgrenzung" konfrontiert, ist auch zu überprüfen, ob der Patient Schwierigkeiten damit hat, den Kontakt zu anderen aufzunehmen beziehungsweise sich ausreichend gegen andere abzugrenzen.

Behandlungstip

Sowohl schwere Fälle von Furunkeln und Karbunkeln wie auch Furunkel im Gesichtsbereich sind immer vom Arzt zu behandeln, da hier meist eine operative Öffnung notwendig sein wird.

Um die Heilung von Furunkeln zu unterstützen, verwenden wir innerhalb der Gewürzheilkunde insbesondere Kurkuma, Mazis, Vanille und Wacholder.

Bereiten Sie sich einen Gewürzsud zu, für den Sie 2 Teile Kurkuma, 1 Teil Mazis und 1 Teil Vanille mischen. Nehmen Sie dreimal täglich 2 Eßlöffel von diesem Gewürzsud ein.

Für Umschläge benötigen Sie 1 Teil Wacholder (zerstampfte Wacholderbeeren), 1 Teil Kurkuma und 1 Teil Mazis, wobei Sie für das Gewürzwasser insgesamt etwas mehr als einen halben Eßlöffel Gewürz auf einen Liter Wasser geben sollten. Legen Sie den Umschlag möglichst

warm auf die betroffene Hautstelle, lassen Sie ihn 30 Minuten lang einwirken, und wiederholen Sie diese Anwendung zwei- bis dreimal täglich.

Vor allem bei kleineren Furunkeln bietet sich auch die Zubereitung
eines Hautöls an. Vermischen Sie das Hautöl – am besten Mandelöl –
mit 1 Teil Kurkuma, 1 Teil Mazis und 2 Teilen Vanille.

Gallensteine

Obwohl Gallensteinleiden hierzulande weit verbreitet sind, bleiben doch
viele Gallensteine oft über Jahre unbemerkt. Bei Gallensteinen, die meistens erst in höherem Alter auftreten und vorwiegend bei Frauen auftreten, handelt es sich um Ablagerungen von Kalziumsalzen, Cholesterol
und verschiedenen Pigmenten. Dabei können sich sowohl Einzelsteine
als auch mehrere kleine Steinchen in der Gallenblase oder den Gallen-
wegen ansammeln.

Gallensteine werden oft erst dann entdeckt, wenn es immer wieder zu
schmerzhaften Bauchkrämpfen im Bereich des Oberbauches kommt, die
vor allem nach dem Genuß fetthaltiger Speisen oder koffeinhaltiger Getränke auftreten. Darüber hinaus ist der Bereich um die Gallenblase
dann oft äußerst empfindlich, und zuweilen ist die gesamte Bauchdecke
hart und verkrampft.

Als Ursachen für Gallensteinleiden sind vor allem Übergewicht und
erhöhte Cholesterinwerte, Infektionen durch Bakterien, aber auch die
Einnahme der Antibabypille zu nennen. Frauen, die bereits mehrere
Schwangerschaften hinter sich haben, sind ebenfalls besonders gefährdet.

Gallensteine können durchaus zu Komplikationen führen. So kann es
durch einen Verschluß des Gallengangs zu einer Gelbsucht kommen.
Ferner können sich auch die Gallenwege oder die Bauchspeicheldrüse
entzünden, so daß die ärztliche Überwachung durch Ultraschall, Rönt-
gen usw. sehr wichtig ist. Jedoch muß man Gallensteine, die zufällig
entdeckt wurden und keine Beschwerden verursachen, auch nicht ope-
rieren.

Durch Gewürze wie Dill, Kurkuma und Wacholder können wir dazu beitragen, die Selbstheilungsprozesse bei Gallensteinleiden zu aktivieren. Die Galle repräsentiert auf der psychischen Ebene den Bereich der Aggression, und eine ganzheitliche Behandlung sollte unter anderem dazu beitragen, den seelischen Bereich diesbezüglich zu harmonisieren, wie es auch innerhalb der Gewürzheilkunde geschieht.

Für einen Gewürzsud benötigen Sie 2 Teile Dill, 1 Teil Kurkuma und 1 Teil Wacholder (zerstampfte Wacholderbeeren). Nehmen Sie zweimal täglich jeweils 3 Eßlöffel Gewürzsud ein, und setzen Sie die Behandlung unbedingt über mehrere Wochen fort.

Ergänzen Sie die Behandlung durch warme Vollbäder, für die Sie 2 Teile Wacholder und 1 Teil Dill verwenden. Nehmen Sie mindestens einmal, besser zweimal in der Woche ein Gewürzbad mit dieser Mischung.

Gastritis

Bei der Gastritis oder Magenschleimhautentzündung unterscheiden wir zwischen der chronischen und der akuten Form. Während die chronische Gastritis oft beschwerdefrei bleibt oder lediglich ein leichtes Druckgefühl in der Magengegend erzeugt, kommt es bei der akuten Gastritis zu heftigen Magenschmerzen, die mit Kopfschmerzen, Mundgeruch, Abgeschlagenheit und zuweilen auch mit Fieber einhergehen.

Die Entzündung der Magenschleimhaut kann sich allmählich einstellen, etwa durch lange andauernde Fehlernährung. Sie kann aber auch relativ schnell durch Vergiftungen, Alkoholmißbrauch, Virusinfektionen oder durch die Inhaltsstoffe bestimmter Medikamente hervorgerufen werden.

Der Magen ist das Organ, das auf der körperlichen Ebene repräsentiert, was uns auch im psychischen Bereich „auf dem Magen" liegt. Dabei kann es sich beispielsweise um zwischenmenschliche Konflikte handeln; aber auch Belastungen und Sorgen sowie die Angst vor konkreten Situationen wie Prüfungen und anderen unangenehmen Terminen können der Magenschleimhaut schwer zusetzen.

Bei Gastritis können wir die Heilkräfte von Anis, Dill, Ingwer, Mohn, Piment, Salbei, Senf und Wacholder nutzen, denn diese Gewürze tragen nicht nur dazu bei, eine gereizte Schleimhaut zu beruhigen, sondern Sie helfen uns auch dabei, wieder etwas mehr zu uns selbst zu kommen, ruhig zu werden und zu einer gelasseneren Stimmung zu finden.

Bereiten Sie sich einen Gewürzsud zu, für den Sie 2 Teile Anis, 1 Teil Salbei, 1 Teil Wacholder (zerstampfte Wacholderbeeren) und 1 Teil Ingwer mischen. Nehmen Sie dreimal täglich 3 bis 4 Eßlöffel von diesem Gewürzsud ein.

Trinken Sie außerdem regelmäßig einen Gewürztee, für den Sie 2 Teile Salbei, 1 Teil gemahlenen Mohn, 1 Teil gemahlene Senfkörner und 1 Teil Piment mischen. Aber auch die Kombination aus 1 Teil Ingwer, 2 Teilen Dill und 1 Teil Anis hilft bei Magenschleimhautentzündungen. Bedenken Sie jedoch, daß Gewürztees insgesamt immer nur 1 Teelöffel Gewürz enthalten sollten, denn nur durch die richtige Dosierung sind gute Heilerfolge gewährleistet.

Wenn Sie möchten, können Sie die inneren Anwendungen noch durch warme (nicht zu warme!) Umschläge ergänzen, die Sie einmal täglich auf die Leibmitte auflegen. Für die Umschläge brauchen Sie 2 Teile Salbei, 1 Teil Ingwer und 1 Teil Wacholder.

Gelbsucht → Gallensteine, Hepatitis

Gelenkentzündung → Arthritis

Gicht

Bei der Gicht *(Arthritis urica)* handelt es sich um eine Erkrankung, bei der es durch Veränderungen des Harnsäurestoffwechsels zu einer Erhöhung des Harnsäurespiegels kommt. Während ein erhöhter Harnsäurespiegel zunächst meist keine besonderen Beschwerden verursacht, kann es im Verlauf der Gichterkrankungen später zu sehr schmerzhaften, akuten Gichtanfällen kommen, die wahrscheinlich durch die Ablagerung von Harnsäurekristallen im Körpergewebe und den Gelenken ausgelöst werden.

In den meisten Fällen ist hierbei vor allem das Gelenk der großen Zehen betroffen, weshalb in diesem Zusammenhang auch von der „Gichtzehe" die Rede ist. Aber natürlich können auch andere Gelenke wie die Fuß- und Handgelenke, die Knie und Ellbogen usw. betroffen sein. Die dabei auftretenden Entzündungen führen zu Rötungen, Schwellungen und meist sehr starken Schmerzen.

Als Ursache für Gicht gelten einerseits genetische Veranlagungen, andererseits können auch Erkrankungen wie Diabetes, Leukämie und Nierenerkrankungen zu einer vermehrten Harnsäureansammlung führen.

Zumeist aber werden wir die Ursachen für die Gicht in einer falschen Erhährungsweise finden, denn als Risikofaktoren sind vor allem eine fettreiche Ernährung mit viel Fleisch – vor allem Schweinefleisch – sowie zu viel Alkohol und Kaffee bekannt.

Behandlungstip

Während ein akuter Gichtanfall oft nur noch durch schulmedizinische Medikamente oder fachkundige Akupunktur behandelt werden kann, können wir mit Hilfe der Gewürze einiges dafür tun, um es gar nicht so weit kommen zu lassen, daß wir von der Gicht geplagt werden. Doch auch bei der Behandlung einer bestehenden Gicht können wir durch die Heilkraft der Gewürze und eine Veränderung unserer Ernährung dazu beitragen, die Gicht zu heilen. Am besten verwenden wir dazu Knoblauch, Mohn, Muskatnuß und Senf.

Um Körper und Seele wieder in Harmonie zu bringen, nehmen wir dreimal täglich je 3 Eßlöffel eines Gewürzsuds ein. Für diesen Gewürzsud benötigen wir 2 Teile Knoblauch, 1 Teil Senf (gemahlene Senfkörner) und 1 Teil Muskatnuß.

Außerdem sollten wir uns etwa zweimal in der Woche ein Gewürzbad gönnen. Für dieses Bad benötigen wir 2 Teile Mohn (gemahlen), 1 Teil Muskatnuß und 1 Teil Senfsamen.

Grippe

Bei der Grippe *(Influenza)* handelt es sich um eine ansteckende Infektionskrankheit, die durch Viren übertragen wird und einen wesentlich ernsteren Verlauf nehmen kann, als dies bei einer gewöhnlichen Erkältung der Fall ist.

Die Grippe sucht oft ganze Länder heim und wird durch Tröpfcheninfektion übertragen, weshalb größere Menschenansammlungen in Grippezeiten möglichst zu meiden sind.

Die häufigsten Beschwerden bei Grippe sind Gliederschmerzen, Kopfschmerzen und Abgeschlagenheit, aber auch Fieber. Oft kommt noch eine Bronchitis hinzu, zuweilen auch Kreislaufschwäche, Benommenheit, Durchfall, Erbrechen und Halsschmerzen.

Die durch Influenzaviren hervorgerufene Erkrankung kann besonders für ältere Menschen und Kinder gefährlich werden und kann in seltenen Fällen auch tödlich enden. Deshalb ist bei einer Grippe, die mit hohem Fieber einhergeht und/oder von heftigem Husten, Kreislaufschwäche etc. begleitet wird, immer der Arzt zu Rate zu ziehen.

Behandlungstip

Bei der Grippe ist immer strenge Bettruhe einzuhalten. Sorgen Sie außerdem für eine ausreichende Flüssigkeitszufuhr in Form von Tees, Säften und Mineralwasser, und halten Sie Ihren Körper warm.

Oft ist die von Fieber begleitete Grippe ein Signal der Seele und ein Hinweis darauf, daß es für unsere momentane Entwicklung notwendig ist, uns ganz von der Außenwelt zurückzuziehen und daß wir im Fieber, dem inneren Kampf zwischen Abwehrkräften und Viren, einen inneren Konflikt zu lösen haben.

Die Gewürzheilkunde bietet uns Mittel, die uns helfen, die Grippe schnell zu überwinden. Dabei sind es vor allem Ingwer, Liebstöckel, Pfeffer, Gewürznelke und Thymian, die sowohl die äußeren als auch die inneren Voraussetzungen für eine rasche Heilung schaffen.

Für die innere Anwendung bereiten Sie sich einen Gewürzsud zu. Mischen Sie 2 Teile Pfeffer, 1 Teil Ingwer, 1 Teil Thymian und 1 Teil

Gewürznelke (zerstampft). Nehmen Sie vier- bis fünfmal täglich 2 Eßlöffel davon ein.

Trinken Sie außerdem täglich einen Gewürztee aus 2 Teilen Thymian und 1 Teil Ingwer.

Für die äußere Anwendung können Sie zusätzlich kalte Wadenwickel machen, die auch dazu beitragen werden, das Fieber zu senken. Für die kalten Umschläge, die Sie mindestens 20 Minuten lang auflegen sollten, benötigen Sie 2 Teile Liebstöckel, 1 Teil Pfeffer und 1 Teil Dill.

Halsschmerzen

Bei Halsschmerzen ist immer zu unterscheiden, ob wir es mit einer *Halsentzündung* oder mit einer *Mandelentzündung* zu tun haben. Halsschmerzen können aber auch durch übermäßigen Nikotingenuß oder langes Sprechen mit falscher Atmung und falschem Stimmeinsatz hervorgerufen werden, so daß nicht immer eine Infektion zugrunde liegt.

Bei einer Halsentzündung ist jedoch die Rachenschleimhaut entzündet, was zu Schmerzen und Schluckbeschwerden führt. Eine Halsentzündung kann auch die Begleiterscheinung einer Grippe oder einer gewöhnlichen Erkältung sein, wobei es dann auch zu Fieber und starkem Husten, manchmal sogar zu Atemnot, kommen kann.

Auch eine Mandelentzündung *(Angina tonsillaris)* kann in Verbindung mit anderen Erkältungskrankheiten auftreten. Im Gegensatz zur Halsentzündung sind bei einer Mandelentzündung die Gaumenmandeln geschwollen. Darüber hinaus leidet der Betroffene zuweilen unter starken Halsschmerzen, die auch in Ohren und Kiefer ausstrahlen können sowie unter Schluckbeschwerden.

Mandelentzündungen werden meist durch Streptokokken aber auch durch andere Bakterien ausgelöst. Die eitrige Mandelentzündung zeigt, daß unser Körper damit beschäftigt ist, sich von Giftstoffen zu befreien. Werfen wir einen Blick auf die seelischen Ursachen, so finden wir, daß sowohl bei Mandelentzündungen als auch bei Halsentzündungen die Problematik darin liegt, daß wir irgend etwas nicht mehr „schlucken" möchten. Dies bedeutet aber auch, daß wir lernen müssen, anderen unsere Position deutlicher klarzumachen.

In der Gewürzheilkunde behandeln wir sowohl Halsentzündungen als auch Mandelentzündungen mit Liebstöckel, Mohn, Paprika, Pfeffer, Salbei und Süßholz.

An erster Stelle steht wiederum die Einnahme eines Gewürzsuds. Für den Gewürzsud benötigen Sie 1 Teil Liebstöckel, 1 Teil gemahlenen Mohn, 1 Teil Pfeffer und 2 Teile Süßholz (geschält und geraspelt). Nehmen Sie viermal täglich jeweils 3 Eßlöffel davon ein.

Auch Gewürztees können bei Halsschmerzen helfen. Bereiten Sie sich einen Tee aus 1 Teil Salbei, 1 Teil Paprika und 1 Teil Liebstöckel zu, süßen Sie ihn mit etwas Honig, und trinken Sie eine große Tasse vor dem Schlafengehen.

Für die äußere Anwendung fertigen Sie sich ein Gurgelwasser mit 2 Teilen Salbei und 1 Teil Mohn an. Lassen Sie das Gewürzwasser aber immer erst so lange abkühlen, bis es nur noch lauwarm ist, dann gurgeln Sie die Lösung und wiederholen dies zwei- bis dreimal täglich.

Haarausfall

Von Haarausfall sprechen wir eigentlich erst, wenn es zu einem auffälligen Verlust der Haupthaare kommt, denn es ist völlig normal, wenn wir beim Kämmen, Haarewaschen etc. einige Haare verlieren.

Haarausfall kann mehrere Ursachen haben. Zum einen kommen Erbfaktoren in Frage, die besonders für die relativ weit verbreitete männliche Glatze verantwortlich sind, die übrigens nicht durch einen Mangel an Durchblutung der Kopfhaut oder durch krankhafte Veränderungen ausgelöst wird. Im Laufe der Jahre verdünnen sich die Haare bei allen Menschen, sowohl bei Männern als auch bei Frauen.

Allerdings kann es auch nach Infektionskrankheiten, nach Operationen oder während der Chemotherapie sowie durch eine Eisenmangelanämie zu plötzlichem Haarausfall kommen, wobei die Haare dann jedoch später meist wieder nachwachsen, was beim erblich bedingten Haarausfall nicht zu erwarten ist.

Im psychischen Bereich ist vor allem Streß dafür verantwortlich zu machen, daß es zu Haarausfall kommt.

In der Gewürzheilkunde wird jede Art von Haarausfall mit Piment und Vanille behandelt, da diese Gewürze den Haarwuchs und die Haarbildung fördern.

Wenn Sie unter Haarausfall leiden, dann nehmen Sie dreimal täglich je 2 Eßlöffel Gewürzsud ein, für den Sie 2 Teile Vanille und 1 Teil Piment benötigen.

Außerdem können Sie diese Gewürze auch äußerlich anwenden. Dazu brauchen Sie lediglich ein mildes Shampoo. Geben Sie 3 Eßlöffel Gewürzsud aus 2 Teilen Vanille und 1 Teil Piment auf eine 200 ml-Flasche Shampoo, und waschen Sie sich damit wie gewohnt die Haare.

Hämorrhoiden

Als Hämorrhoiden bezeichnet man Aderknoten im Bereich des Afters, wobei zwischen äußeren und inneren Hämorrhoiden unterschieden wird. Die Hämorrhoiden verursachen Jucken und Brennen. Während des Stuhlgangs kommt es darüber hinaus zu Blutungen und teilweise auch zu starken Schmerzen.

Als besondere Risikofaktoren für die Bildung von Hämorrhoiden sind vor allem chronische Verstopfung, aber auch Übergewicht und Bewegungsmangel anzusehen. Während äußere Hämorrhoiden vor allem durch eine sitzende Lebensweise verursacht werden können, sind innere Hämorrhoiden oft die Folge harten Stuhlgangs und chronischen Hustens.

Behandlungstip

Um Hämorrhoiden zu vermeiden, sollte man sich möglichst ballaststoffreich – am besten vegetarisch – ernähren, langes Sitzen vermeiden, sich viel bewegen und seinen Kreislauf in Schwung bringen.

Hämorrhoiden entstehen bekanntlich oft auch dadurch, daß beim Stuhlgang zu viel Druck ausgeübt wird, was den Enddarm belastet. Falls Sie unter Hämorrhoiden leiden, sollten Sie daher nicht nur Ihre Ernährungsgewohnheiten, sondern auch psychische Aspekte genauer betrachten. Wer zu viel Druck ausübt, bewirkt gerade in Bereichen, die natürlichen Rhythmen unterliegen, genau das Gegenteil dessen, was er erreichen will. So sinnlos es beispielsweise ist, den Willen einzusetzen, um einzuschlafen, so sinnlos ist es auch, natürliche Funktionen wie die Ausscheidung willentlich zu erzwingen.

In der Gewürzheilkunde behandeln wir Hämorrhoiden mit Kardamom, Süßholz und Thymian. Bei chronischen oder immer wiederkehrenden Hämorrhoiden nehmen Sie einen Gewürzsud ein. Für die Zubereitung benötigen Sie 2 Teile Kardamom, 1 Teil Vanille und 1 Teil Thymian. Nehmen Sie dreimal täglich je 2 Eßlöffel davon ein.

Für die äußere Anwendung können Sie bei akuten Beschwerden kühle Sitzbäder machen, an die Sie sich jedoch langsam gewöhnen sollten. Beim ersten Bad ist eine Temperatur von etwa 30 Grad Celsius empfehlenswert, allmählich können Sie die Temperatur dann auf etwa 20 Grad Celsius senken. Für Sitzbäder, die nicht länger als 5 Minuten dauern sollten, benötigen Sie lediglich einen Teelöffel Gewürzmischung aus 1 Teil Vanille und 1 Teil Thymian. Überbrühen Sie diese Mischung mit einem halben Liter Wasser, lassen Sie das Ganze 5 Minuten lang ziehen, seihen Sie ab, und geben Sie dieses Gewürzwasser in das Badewasser. Drei bis vier Sitzbäder in der Woche genügen, um gute Heilerfolge zu erzielen.

Harnwegsinfektionen → Blasenentzündung

Haut, unreine

Natürlich kann man darüber streiten, ob unreine Haut eine Erkrankung ist. Dennoch sind Hautunreinheiten für die Betroffenen meist belastend. Bis zu einem gewissen Grad spiegelt der Zustand unserer Haut auch immer den Zustand unseres ganzen Organismus wider, und östliche Diagnosemethoden berücksichtigen immer auch den Zustand der Haut, um Rückschlüsse auf mögliche Erkrankungen zu ziehen.

Hautunreinheiten wie Pickel (siehe auch *Akne*), Mitesser, Hautverfärbungen aber auch eine fettige Haut treten aber auch oft bei psychischen Belastungen auf. Wie alle Hauterkrankungen, so zeigen uns auch Hautunreinheiten, daß wir im seelischen Bereich Probleme mit unseren Grenzen, mit der Abgrenzung und mit dem Kontakt zu anderen haben könnten.

Behandlungstip

Unsere Haut bedarf natürlich der Pflege, doch oft wird versucht, Hautprobleme vorwiegend an der Oberfläche zu behandeln. Dabei ist allzu häufiges Waschen mit Seifen, die die Haut austrocknen, ebenso ungeeignet, die Haut gesund zu erhalten, wie es auch zahlreiche kosmetische Präparate sind, die oft mit Chemikalien konserviert wurden und die nicht selten allergieauslösende Zusatzstoffe wie künstliche Duftstoffe etc. enthalten.

Um die Haut von innen heraus zu reinigen, verwendet die Gewürzheilkunde Kurkuma, Liebstöckel, Zimt, Anis, Pfeffer und Mazis.

Mit einem Gewürzsud aus 3 Teilen Kurkuma, 2 Teilen Anis, 1 Teil Pfeffer und 1 Teil Mazis geben Sie Ihrer Haut und auch Ihrer inneren Schönheit, die sich in strahlenden Augen und einer attraktiven Ausstrahlung zeigt, einen Energieschub. Nehmen Sie dreimal täglich je 2 Eßlöffel von diesem Sud ein.

Aber auch eine Gewürzmilch mit 2 Teilen Zimt und 2 Teilen Anis, die mit etwas Honig gesüßt wird, gilt als Schönheitspflege von innen.

Darüber hinaus empfehlen sich milde Gewürzwaschungen. Für die Waschungen benötigen Sie nur einen Teelöffel Gewürz, und zwar 2 Teile Liebstöckel, 1 Teil Zimt und 1 Teil Anis. Es genügt, wenn Sie einmal täglich eine Waschung mit lauwarmem Wasser durchführen.

Hautpilze

Hautpilze *(Dermatomykosen)* verbreiten sich hierzulande immer mehr. Sie werden durch eine Infektion mit Pilzen verursacht. Pilze übertragen sich besonders in öffentlichen Wasch- und Duschräumen, Schwimmbädern, Saunen, Dampfbädern usw. Pilzerkrankungen können die ganze Haut, die Schleimhäute, Nägel und Haare befallen.

Besonders häufig ist der Fußpilz, der meist zwischen den Zehen oder auch an den Fußsohlen sitzt. Fußpilz verursacht vor allem Rötungen und Hautjucken, was zwar sehr unangenehm werden kann, im Grunde jedoch relativ harmlos ist. Nur der Arzt kann die genaue Diagnose stellen und andere Hauterkrankungen ausschließen.

Zweifellos haben Pilzerkrankungen auch psychische Hintergründe, denn Menschen mit intakter Haut und einer gut funktionierenden Immunabwehr erkranken nicht an Pilzen. So finden wir in Hautpilzerkrankungen einen Hinweis auf das Thema Haut, das mit „Kontakt" und „Abgrenzung" zu tun hat. Darüber hinaus zeigt uns ein Mangel an körpereigener Abwehr aber auch einen Mangel an Lebensenergie und innerer Kraft, uns gegen Angriffe von außen zur Wehr zu setzen.

Behandlungstip

In der Gewürzheilkunde werden Hautpilzerkrankungen wie Fußpilz mit Gewürznelke, Kreuzkümmel, Vanille und Wacholder behandelt.

Um die Lebensenergie zu stärken und die meist notwendige Behandlung mit Antimykotika, also pilzwidrigen Medikamente, zu unterstützen, nehmen wir dreimal täglich jeweils 3 Eßlöffel Gewürzsud ein. Bereiten Sie sich den Sud mit 1 Teil Gewürznelke (im Mörser zerstampfen), 1 Teil Kreuzkümmel, 1 Teil Vanille und 1 Teil Wacholder (zerstampfte Wacholderbeeren).

Zusätzlich können Sie sich zweimal in der Woche ein Bad – bei Fußpilz genügen Fußbäder – gönnen, das Sie mit 3 Teilen Vanille und 1 Teil Gewürznelke zubereiten. Trocknen Sie sich nach dem Gewürzbad jedoch gründlich ab, und pudern Sie die Haut anschließend mit einem guten Hautpuder ab.

Hepatitis

Bei der Hepatitis handelt es sich um eine Entzündung der Leber, die viele verschiedene Ursachen haben kann, die nicht immer ausfindig zu machen sind. Als mögliche Auslöser kommen Viren, Bakterien aber auch Medikamente und einige Chemikalien sowie Parasiten in Frage. Aber auch Mumps- oder Herpesviren können eine Hepatitis zum Ausbruch bringen.

Durch Hepatitis-Viren hervorgerufene Leberentzündungen werden je nach Virusart als Hepatitis A, B oder C bezeichnet. Inzwischen sind zusätzlich Typ D und Typ E bekannt, wenn auch noch kaum erforscht. Weitere Hepatitisviren werden vermutet.

Die Hepatitis A oder auch Reise-Hepatitis wird vor allem durch verunreinigtes Wasser, Rohkost, infizierten Kot oder Urin sowie durch den Kontakt mit bereits infizierten Personen, aber auch durch Fliegen, übertragen.

Die Übertragung der Hepatitis-B- und Hepatitis-C-Viren erfolgt über die Blutbahn, wobei nicht nur Hautverletzungen, sondern auch Geschlechtsverkehr und Blutkonserven zu einer Hepatitis führen können.

Ein erhöhtes Risiko, an Hepatitis zu erkranken, besteht bei Pflegepersonal in Krankenhäusern, bei Ärzten, Laboranten etc. Aber auch (männliche) Homosexuelle, Empfänger von Blutkonserven, Drogensüchtige und natürlich auch Menschen, die ohne Impfung in ferne Länder reisen, in denen Hepatitis verbreitet ist, gelten als besonders gefährdet.

Zu Beginn einer Hepatitis treten grippeähnliche Symptome auf. So kann es zu Kopfschmerzen, Abgeschlagenheit, Erbrechen, Durchfall und Fieber sowie vor allem zu Schmerzen unterhalb des rechten Rippenbogens kommen. Die Hepatitis wird fälschlich auch als Gelbsucht bezeichnet. Bei der Gelbsucht handelt es sich jedoch lediglich um die gelbliche Verfärbung der Haut und Schleimhäute durch einen erhöhten Gehalt des Blutes an Gallenfarbstoff. Allerdings ist es richtig, daß eine Hepatitis fast immer auch mit einer Gelbsucht einhergehen wird.

Behandlungstip

Sobald eine Hepatitis diagnostiziert wurde, müssen Sie wegen der Ansteckungsgefahr jeglichen engeren Kontakt mit anderen meiden und strenge Hygienemaßnahmen einhalten.

Eine Hepatitis ist immer auch ein Signal der Seele. Dabei deutet die Entzündung der Leber, die für den Energiestoffwechsel und das Ausscheiden von Giften sorgt, darauf hin, daß der Betroffene Schwierigkeiten hat, schädliche Inhalte in Form von negativen Gedanken in positive umzuwandeln, beziehungsweise sie auszuscheiden.

Ingwer, Knoblauch, Kurkuma, Mohn und Salbei sind bekannt als die besten Gewürze, wenn es darum geht, die Heilung einer Hepatitis sowohl auf der körperlichen als auch auf der seelischen Ebene zu unterstützen.

Für einen Gewürzsud benötigen Sie 2 Teile Ingwer, 1 Teil Knoblauch, 1 Teil Kurkuma und 1 Teil Mohn (gemahlen). Von diesem Gewürzsud nehmen Sie dreimal täglich je 2 Eßlöffel ein.

Über einen Zeitraum von höchstens zwei Wochen können Sie zusätzlich jeden Tag eine Tasse Gewürztee – am besten vor dem Schlafengehen – trinken. Bereiten Sie sich den Tee, den Sie mit Honig süßen können, mit 2 Teilen Salbei, 1 Teil Ingwer und 1 Teil Kurkuma zu.

Um die Lebensenergie anzuregen, können Sie zwei- bis dreimal in der Woche eine Ganzkörperwaschung durchführen. Stellen Sie sich dazu ein Gewürzwasser mit 1 Teil Ingwer, 1 Teil Salbei und 1 Teil Mohn her.

Herpes

Der Herpes ist eine Hauterkrankung, die wiederholt auftritt und durch den Herpes-simplex-Virus verursacht wird. Am häufigsten tritt Herpes im Lippenbereich, an der Genitalschleimhaut und eventuell auch am After auf. Herpes erkennen Sie an zahlreichen Bläschen, die in Gruppen zusammenstehen. Darüber hinaus kann es zu Rötungen und schmerzhaften Schwellungen kommen. Die Herpes-simplex-Viren (man unterscheidet Typ I und Typ II) ruhen nach der Erstinfektion im Körper und treten erst dann wieder auf, wenn die Immunabwehrkräfte durch Erkrankungen, Fieber, Streß usw. geschwächt sind.

Die Herpes-Viren können vor allem durch Lippenkontakt und Geschlechtsverkehr übertragen werden. Spätestens wenn beim Herpes Komplikationen auftreten, wenn sich der Herpes etwa auf den Augenbereich ausdehnt, Lymphknotenschwellungen dazukommen, aber auch wenn Herpes im Genitalbereich auftritt, sollten Sie in jedem Fall einen Arzt aufsuchen.

In der Gewürzheilkunde gehen wir davon aus, daß Herpes nur auftreten kann, wenn die Abwehrkräfte des Körpers geschwächt sind, was bedeutet, daß wir auch wieder einen Blick auf die seelische Seite dieser Erkrankung werfen müssen. Da wir durch Herpes vor allem daran gehindert werden, Kontakt mit unserem Partner aufzunehmen – während Herpes an den Lippen das Küssen verhindert, werden wir bei Genitalherpes vorübergehend auf den Geschlechtsverkehr verzichten müssen – könnte dieser Erkrankung eine Partnerproblematik zugrunde liegen.

Um Herpes zu behandeln, sind vor allem Gewürze wie Galgant, Süßholz und Wacholder zu empfehlen. Für einen harmonisierenden Gewürzsud benötigen Sie 2 Teile zerstampfte Wacholderbeeren, 1 Teil Galgant und 1 Teil Süßholz. Nehmen Sie zweimal täglich einen Eßlöffel von diesem Sud ein, und führen Sie diese Behandlung über mehrere Wochen fort.

Herzenge, Herzkrampf → Angina pectoris

Herzschwäche

Bei einer Herzschwäche oder Herzinsuffizienz kann das Herz seine Aufgabe, die Blutzirkulation ausreichend aufrechtzuerhalten, nicht mehr ganz erfüllen. Das schwache Herz pumpt zu wenig Blut aus und nimmt zu wenig Blut aus den Venen auf, weshalb sich in den Venen zu viel Blut ansammelt.

Grundsätzlich unterscheidet man zwischen der Linksherzinsuffizienz und der Rechtsherzinsuffizienz. Bei der ersten Form entstehen vor allem bei Belastungen Herzrasen und Atemnot, die eventuell mit Brustschmerzen einhergehen kann.

Im Gegensatz dazu führt die Rechtsherzinsuffizienz zu Schwellungen in den Knöcheln, Abgeschlagenheit und einem Druckgefühl im Brust- und Halsbereich.

Eine Herzschwäche kann oft die Folge von Bluthochdruck, Herzklappenfehlern, Herzinfarkten und anderen Herzerkrankungen sein.

Wird eine Herzschwäche nicht behandelt, kann es zu Herzrhythmus-störungen, aber auch zu Leber- und Nierenschädigungen kommen, weshalb Sie es nicht versäumen sollten, bei ersten Anzeichen einer Herzschwäche den Arzt aufzusuchen.

Meistens hat eine Herzschwäche wie alle anderen Herzerkrankungen auch psychische Ursachen. Das Herz symbolisiert seit jeher die Liebe und die Emotionen. Einerseits kann sowohl das Unvermögen, der Liebe in seinem Leben genügend Raum zu geben, andererseits auch eine emotionale Belastung, bei der man sich etwas zu sehr zu Herzen genommen hat, zu Disharmonien im Herzbereich führen, die sich dann im Laufe der Zeit zu einer Herzschwäche ausweiten.

Behandlungstip

Bei Herzschwäche sollten Sie sich viel Ruhe gönnen und versuchen, sich emotionalen Streß in Form von Wut, Aufregung usw. möglichst vom Hals zu halten.

Kardamom, Paprika, Safran und Zimt können Ihnen dabei helfen, wieder mehr zu sich selbst zu finden, und außerdem kräftigen sie auch den Herzmuskel.

Für einen Gewürzsud benötigen Sie 3 Teile Kardamom, 1 Teil Paprika, 1 Teil Safran und 1 Teil Zimt. Nehmen Sie über längere Zeit dreimal täglich jeweils 2 Eßlöffel ein.

Vor allem Zimt eignet sich auch gut für die Duftlampe. Zum Verdampfen in Wohnräumen benötigen Sie zwei bis drei Tropfen ätherisches Zimtöl. Zimt hilft der Seele dabei, zu mehr Ruhe und einer Atmosphäre des Vertrauens zu finden.

Desweiteren empfiehlt sich eine Gewürzmilch, die Sie mit 1 Teil Kardamom und 1 Teil Safran zubereiten. Süßen Sie die warme Milch mit etwas Honig, und trinken Sie sie vor dem Schlafengehen.

Husten

Natürlich tritt Husten nicht nur bei einer Bronchitis (siehe *Bronchitis*) auf, sondern es gibt auch viele andere Formen des Hustens, so etwa den

Reizhusten oder Keuchhusten. Vergessen wir aber nicht, daß der Husten an sich keine Erkrankung ist, sondern daß er meist von einer entzündlichen Reizung der oberen Luftwege zeugt.

Husten kann viele Ursachen haben. Nicht nur eine Reizung der Atemwege durch Zigarettenrauch oder Chemikalien kommt hier in Frage. Auch Allergien und Staub können Reizhusten auslösen.

Aber natürlich sind vor allem auch seelische Faktoren wichtig. So kann besonders ein nervöses Husten, das der Betroffene manchmal gar nicht selbst bemerkt, von unterdrückten Emotionen, wie beispielsweise Aggressionen zeugen, bei dem wir den anderen am liebsten „was husten" würden. Da die Lungen den Austausch zwischen innen und außen repräsentieren, kann Husten immer auch ein Zeichen dafür sein, daß es uns nicht gelingt, uns mit unserer Umwelt in Harmonie zu bringen.

Behandlungstip

Die Gewürzheilkunde behandelt Husten, der nicht durch Infektionen hervorgerufen wird, wie beispielsweise Reizhusten oder nervösen Husten mit Kreuzkümmel, Pfeffer, Senf und Süßholz.

Für die innere Anwendung bereiten Sie sich einen Gewürzsud zu, indem Sie 2 Teile Kreuzkümmel, 1 Teil Pfeffer und 1 Teil gemahlene Senfkörner vermischen. Nehmen Sie bis zu fünfmal am Tag 1 Eßlöffel von diesem Sud ein.

Ferner können Sie sich auch eine Gewürzmilch mit 1 Teil Pfeffer und 1 Teil Süßholz zubereiten, sobald sich ein Hustenanfall anbahnt.

Auch Inhalationen sind oft sehr hilfreich. Geben Sie einen halben Teelöffel Pfeffer, einen halben Teelöffel gemahlenen Senf sowie einen Teelöffel Kreuzkümmel in einen Topf mit kochendem Wasser, und inhalieren Sie die Dämpfe etwa 10 Minuten lang.

Hypertonie → Blutdruck, hoher

Hypotonie → Blutdruck, niedriger

Impotenz

Von Impotenz sprechen wir bei der völligen oder teilweisen Unfähigkeit eine Erektion, also eine Versteifung des Gliedes, zu bekommen. Abgesehen von wenigen Ausnahmen, in denen chronische, organische Störungen zu Potenzstörungen führen können, ist die Impotenz seelisch bedingt.

Zum einen kann das sexuelle Verlangen gemindert sein, weil der meist unbewußte Wunsch besteht, sich den Reizen, die die Welt zu bieten hat, zu verschließen. Zum anderen kann gerade der Wunsch, eine Erektion zu bekommen diese verhindern, wie es oft in erotisch anregenden Momenten mit einer reizvollen Partnerin geschieht. Hier haben wir es dann immer auch mit den Themenbereichen Angst und Mangel an Selbstvertrauen zu tun.

Natürlich können Impotenz und Potenzschwierigkeiten oft auch auf Probleme mit dem Partner hinweisen, so daß immer individuell zu überprüfen ist, welche seelische Ursache hinter der „Verweigerung des Körpers" steckt.

Behandlungstip

Die Gewürze Chili, Koriander, Muskatnuß, Safran und Sellerie sind hervorragend dazu geeignet, die seelische Voraussetzung für die Lösung von Potenzproblemen zu schaffen.

Um die Impotenz auf der körperlichen Ebene zu behandeln, nehmen wir über mehrere Wochen dreimal täglich einen Gewürzsud ein. Für die Zubereitung dieses Gewürzsuds benötigen wir 2 Teile Chili und jeweils 1 Teil Koriander, Muskatnuß, Safran und Sellerie.

Karbunkel → Furunkel

Karies → Zahnschmerzen

Knochenschwund → Osteoporose

Kopfschmerzen

Bei Kopfschmerzen handelt es sich nicht wirklich um eine Erkrankung als vielmehr um ein Symptom. Das ändert natürlich nichts daran, daß Kopfschmerzen sehr unangenehm werden können. Zwar hängen Kopfschmerzen manchmal mit Infektionskrankheiten wie Grippe sowie mit Hals-Nasen-Ohren-Krankheiten oder auch mit Gehirntumoren zusammen, doch in den weitaus häufigeren Fällen sind Kopfschmerzen die Folge von Anspannungen und Verspannungen. Dabei können diese Spannungskopfschmerzen, die oft auch durch Wettereinflüsse oder durch Fehlhaltungen der Wirbelsäule und hochgezogene Schultern entstehen können, stunden- oder tagelang anhalten.

Natürlich können auch einmal überanstrengte Augen für die dumpfen Schmerzen im Kopf verantwortlich sein, doch die häufigste Ursache für Kopfschmerzen sind psychische Spannungen, die durch Ängste, Aggressionen oder vor allem auch dann ausgelöst werden, wenn wir uns über irgend etwas den „Kopf zerbrechen".

Behandlungstip

Die Gewürzheilkunde kennt einige Gewürze, die dazu beitragen, Kopfschmerzen loszuwerden, indem sie die seelischen und mentalen Anspannungen lösen, die für die Kopfschmerzen verantwortlich sind. Nennenswert sind dabei vor allem Mohn, Pfeffer, Salbei und Sellerie.

Wenn Sie des öfteren unter Kopfschmerzen leiden, bereiten Sie sich einen Gewürzsud aus 2 Teilen gemahlenem Mohn, 1 Teil Pfeffer und 1 Teil Sellerie zu. Nehmen Sie zweimal täglich je 3 Eßlöffel davon ein.

Für die innere Anwendung können Sie bei akuten Kopfschmerzen außerdem einen Gewürztee aus 2 Teilen Salbei und 1 Teil Pfeffer zubereiten und mit etwas Honig süßen.

Doch auch äußere Anwendungen helfen, lästige Kopfschmerzen schnell wieder loszuwerden. Am besten eignen sich dazu Gewürzbäder. Für ein warmes Vollbad benötigen Sie 2 Teile Mohn (gemahlen), 1 Teil Pfeffer, 1 Teil Sellerie und 1 Teil Zimt.

Krebs

Obwohl Krebs als *die* Geißel des modernen Menschen gilt und obwohl Milliardenbeträge in die Krebsforschung gesteckt werden, gibt uns diese Erkrankung immer noch viele Rätsel auf. Dennoch wissen wir heute schon wesentlich mehr über dieses Krankheitsphänomen, seine Ursachen und seine Behandlung, als noch vor wenigen Jahren.

Unter Krebs verstehen wir bösartige Zellwucherungen, die in allen Bereichen des Körpers auftreten können. Für die Entstehung von Krebs können wir sowohl erbliche Veranlagungen als auch eine geschwächte Immunabwehr sowie psychische Faktoren verantwortlich machen.

Darüber hinaus gibt es bekannte Risikofaktoren wie Rauchen, übermäßigen Alkoholgenuß, eine zu fette Ernährung, Bewegungsmangel, aber auch einige krebserregende Substanzen wie etwa Aflatoxin, Nitrosamine, Kadmium, Östrogene und zahlreiche andere.

Die Umweltbelastungen nehmen zu, und nicht nur radioaktive Strahlungen, sondern auch Wohngifte und die Verschmutzung der Luft können, ebenso wie übrigens auch Viren und Bakterien, der Entstehung von Krebs Vorschub leisten.

Normalerweise müssen aber schon viele Faktoren zusammentreffen, beziehungsweise einzelne Faktoren sehr lange Zeit auf einen Menschen einwirken, bis Krebs entsteht. Da ein gut funktionierendes Abwehrsystem es nicht so leicht zulassen wird, daß sich Krebszellen ausbreiten können, sollten wir uns beim Auftreten von Krebserkrankungen immer auch fragen, warum unsere „innere Polizei" nicht oder nur unzureichend funktioniert.

Dabei kann es sehr wichtig sein, seinen Blick auf den seelischen Bereich zu richten. Untersuchungen haben gezeigt, daß Krebspatienten oft sehr angepaßt und leistungsorientiert sind, daß sie Schwierigkeiten und Konflikten meist aus dem Wege gehen und Gefühlen wie Ärger und Aggressionen um des lieben Friedens willen aus dem Weg gehen, sprich: sie in sich hineinfressen.

So angenehm und einfach dieses Verhalten für unsere Umgebung sein mag, so ist es doch nicht die richtige Art und Weise, liebevoll mit sich selbst umzugehen, wenn man seine Bedürfnisse permanent unterdrückt und somit nie sein eigenes Leben lebt. Daß unsere Abwehrkräfte, deren Aufgabe es ja ist, uns gegen fremde Einflüsse zu verteidigen, in Anbetracht dieser Aussichten quasi „die Lust verlieren", ist kaum verwunderlich.

Behandlungsunterstützung

So vielfältig die Ursachen für Krebserkrankungen sind, so vielseitig sollte auch die Behandlung sein. So genügt es nicht, mitunter notwendige Operationen und Bestrahlungen auszuführen, um den Krebs zu stoppen. Die Ursache für den Krebs kann man schließlich nicht mit den Krebszellen zusammen herausschneiden. Es muß auch eine ganzheitliche Behandlung hinzukommen, in die die Seele miteinbezogen wird, in der aber auch Ernährungsfehler behoben, Risikofaktoren ausgeschlossen und ungesunde Lebenseinstellungen korrigiert werden.

Um die Selbstheilungskräfte zu aktivieren, sollten wir unbedingt auch die Heilkraft der Gewürze nutzen, denn die Gewürzheilmittel sind frei von Nebenwirkungen und stärken den Organismus auf sehr subtile, aber wirkungsvolle Weise.

Für die ergänzende Krebsbehandlung eignen sich besonders Fenchel, Kardamom, Knoblauch, Mazis, Mohn und Pfeffer.

Bereiten Sie sich einen Gewürzsud zu, indem Sie 2 Teile Knoblauch, 1 Teil Anis, 1 Teil Fenchel und 1 Teil Kardamom verwenden. Nehmen Sie dreimal am Tag je 3 Eßlöffel von diesem Sud ein.

Ergänzen Sie diese Behandlung, indem Sie zwei- bis dreimal in der Woche eine Tasse Gewürzmilch mit 1 Teil Pfeffer, 1 Teil Knoblauch und 2 Teilen Mazis trinken. Süßen Sie die Milch immer mit etwas Honig.

Aktivieren Sie Ihre Lebensenergie nach Möglichkeit auch durch regelmäßige Ganzkörperwaschungen, für die Sie 2 Teile Mohn (gemahlen) 1 Teil Kardamom und 1 Teil Pfeffer verwenden.

Kreislaufschwäche

Es gibt viele Erkrankungen, die zu Schwindelgefühl und Kreislauf-schwäche führen können. In den meisten Fällen wird ein schwacher Kreislauf die Folge eines zu niedrigen Blutdrucks sein (siehe *Blutdruck, niedriger*). Natürlich können auch Infektionserkrankungen wie die Grippe den Kreislauf schwächen. Und auch die Nebenwirkungen einiger Medikamente können ebenso wie übermäßiger Alkoholgenuß, Drogenkonsum etc. eine Kreislaufschwäche bedingen.

In seltenen Fällen kann Schwindelgefühl aber auch auf ernste Erkrankungen hindeuten, wie etwa auf Gehirntumore, Durchblutungs-störungen im Gehirn, Anämien, Multiple Sklerose usw., wobei dann meist noch andere Symptome wie Gefühlsstörungen, Kopfschmerzen, Übelkeit etc. hinzukommen. In solchen Fällen oder auch dann, wenn Sie sehr häufig unter Schwindelgefühl leiden, sollte unbedingt ein Arzt konsultiert werden, um die Ursachen abzuklären.

Kreislaufschwäche, Schwindelgefühl und Gleichgewichtsstörungen treten aber sehr viel öfter bei Menschen auf, die das Gefühl haben, „den Boden unter den Füßen zu verlieren", „aus dem Gleichgewicht geraten sind" und die aufgrund psychischer Belastungen den unbewußten Wunsch haben, „sich fallenzulassen". Es genügt daher nicht, den Kreislauf durch äußere Mittel wie Bewegung, Kneippgüsse usw. zu stabilisieren, sondern es ist auch eine innere Stabilisierung nötig, die es dem Menschen ermöglicht, sich wieder ganz der Welt und seinen Aufgaben zu stellen, ohne davor fliehen zu wollen.

Behandlungstip

In der Gewürzheilkunde werden Kreislaufschwäche, Gleichgewichts-störungen und Schwindelgefühl mit Chili, Galgant, Paprika, Safran, Senf und Zimt behandelt.

Besonders wichtig ist dabei die Einnahme eines Gewürzsuds aus 2 Teilen Chili, 1 Teil Galgant, 1 Teil Safran und 1 Teil Zimt. Von diesem Sud sollten wir täglich dreimal jeweils 1 Eßlöffel einnehmen.

Auch eine Gewürzmilch mit 1 Teil Paprika, 1 Teil Zimt und 1 Teil Senf (gemahlene Senfkörner) ist zu empfehlen, wann immer man das Gefühl hat, sich um sich selbst zu drehen oder das Bewußtsein zu verlieren.

Zusätzlich sind Ganzkörperwaschungen wichtig, die Sie anfangs täglich, später nur noch zweimal in der Woche durchführen sollten. Für diese Waschungen benötigen Sie 2 Teile Senf (gemahlene Senfkörner), 1 Teil Galgant und 1 Teil Safran.

Leberzirrhose

Die Leberzirrhose oder Leberschrumpfung ist meist die Folge langjährigen Alkoholmißbrauchs. Aber auch Stoffwechselerkrankungen, Leberentzündungen, Blutstauungen durch Herzschwäche, Drogenmißbrauch und natürlich auch die Hepatitis (Typ B oder C) können in einer Leberzirrhose münden.

Bei einer beginnenden Leberzirrhose kommt es zu unterschiedlichen Symptomen. Man fühlt sich matt und müde, die Leber ist vergrößert, es kommt zu Blähungen, Stuhlverstopfung oder Druckgefühlen im Oberbauch, zuweilen verträgt man auch keine fetten Speisen mehr. Auch können sich die kleinen Arterien erweitern, so daß sich sogenannte Gefäßspinnen auf der Haut bilden.

Später kann es dann zu Haarausfall der Achsel- und Schamhaare, zu einem Verlust der Potenz und weiteren Symptomen kommen. Während die Leber zu Beginn der Erkrankung geschwollen ist, kommt es später zu einer Schrumpfung der Leber.

Auch bei der Leberzirrhose sind seelische Aspekte im Spiel. Die Leber ist ja das Organ, das für das Ausscheiden von Giften und für den Energiestoffwechsel verantwortlich ist. So dokumentieren Lebererkrankungen oft die Unfähigkeit, das rechte Maß zu halten, was zu einer Ansammlung von Giften führt, die irgendwann nicht mehr zu bewältigen sind. Ist das Gleichgewicht zwischen dem, was man aufnimmt und dem, was man umwandeln beziehungsweise ausscheiden kann, nicht mehr vorhanden, so wird es nicht zuletzt auch die Leber sein, die darunter leidet.

Behandlungstip

Bei der Leberzirrhose ist natürlich ein strenger Verzicht auf Alkohol sowie eine vitamin- und ballaststoffreiche, fettarme Ernährung oberstes Gebot.

Darüber hinaus können wir aber auch durch Gewürze wie Dill, Ingwer, Kurkuma und Muskatnuß einiges dafür tun, daß sich unsere Leber schneller wieder erholen kann.

Nehmen Sie dreimal täglich je 2 Eßlöffel eines Gewürzsuds ein, den Sie mit 1 Teil Dill, 1 Teil Ingwer, 2 Teilen Kurkuma und 1 Teil Muskatnuß zubereiten.

Außerdem sollten Sie für ein bis zwei Wochen jeden Abend einen Gewürztee aus 2 Teilen Ingwer und 1 Teil Muskatnuß trinken, den Sie mit etwas Honig süßen.

Äußerlich können Sie zwei- bis dreimal in der Woche warme, jedoch nicht *zu* warme Umschläge auf den Oberbauch legen. Für diese Anwendung benötigen Sie 2 Teile Kurkuma und 1 Teil Ingwer. Legen Sie den Umschlag immer nur für etwa 15 Minuten auf.

Magen- und Zwölffingerdarmgeschwür

Zu Magen- oder Zwölffingerdarmgeschwüren kommt es erst dann, wenn die vorgeschädigte Magenschleimhaut durch die Magensäure, die der Schleimhaut normalerweise keinen Schaden zufügen kann, zerstört wird. Die chronische Entzündung der Schleimhäute bereitet den Boden für ein Geschwür (*Ulcus*), das zu Magenblutungen und Magendurchbrüchen führen kann.

Beim Zwölffingerdarmgeschwür kommt es zu Appetitlosigkeit, Völlegefühlen und Schmerzen bei nüchternem Magen; im Gegensatz dazu tauchen Völlegefühl, Druckgefühl und Schmerzen beim Magengeschwür direkt nach dem Essen auf. Doch manchmal fehlen symptomatische Schmerzen, und statt dessen treten Kopfschmerzen, Mattigkeit und Rückenschmerzen auf, die nicht auf Anhieb mit einem Magengeschwür in Verbindung gebracht werden, wodurch dann die Gefahr plötzlicher Magenblutungen oder -durchbrüche relativ groß ist.

Die Entstehung von Magen- und Zwölffingerdarmgeschwüren wird immer auch durch seelische Fehlhaltungen begünstigt. Gerade dann, wenn wir Ärger, Angst und Wut nicht wirklich verdauen können und uns diese Emotionen lange Zeit „auf dem Magen liegen", sind wir besonders gefährdet.

Um Geschwüre zu vermeiden, sollte man auf den Genuß hochprozentigen Alkohols ebenso verzichten, wie auf übermäßiges Nikotin, magenschädigende Medikamente, Kaffee und schwarzen Tee.

Um Geschwüren vorzubeugen, aber auch um die Heilung bereits bestehender Geschwüre auf körperlicher und seelischer Ebene zu beschleunigen, können wir vor allem Anis, Ingwer, Kreuzkümmel, Mohn, und Wacholder einsetzen.

Für einen Gewürzsud benötigen Sie 2 Teile gemahlenen Mohn, 1 Teil Kreuzkümmel und 1 Teil zerstampfte Wacholderbeeren. Nehmen Sie dreimal täglich jeweils 2 Eßlöffel von diesem Sud ein.

Auch Anistee hat sich bewährt, doch besser als fertige Teebeutel zu kaufen ist es, sich den Gewürztee selbst herzustellen, und 2 Teilen Anis noch 1 Teil Kreuzkümmel beizumischen.

Auch eine warme (nicht heiße) Gewürzmilch, die man mit 2 Teilen Anis und 1 Teil Süßholz zubereitet, ist empfehlenswert.

Magenschleimhautentzündung → Gastritis

Magenübersäuerung → Sodbrennen

Mandelentzündung → Halsschmerzen

Menstruationsstörungen

Es gibt unterschiedliche Menstruationsstörungen, besonders häufig sind aber schmerzhafte Periodenblutungen, zu lange beziehungsweise zu kurze Zyklen oder Blutungsstörungen wie zu starke beziehungsweise zu lange Blutungen.

Geht die Periodenblutung immer mit starken, krampfartigen Schmerzen im Unterbauch beziehungsweise im Kreuz einher, so liegt eine krankhaft gestörte Periodenblutung, eine sogenannte *Dysmenorrhoe* vor, die oft auch zu Übelkeit, Kreislaufschwäche und Abgeschlagenheit führt.

In den meisten Fällen sind seelische Ursachen für schmerzhafte Periodenblutungen wie auch andere Menstruationsstörungen verantwortlich. Gerade Probleme mit der eigenen Sexualität, aber auch Partnerprobleme oder ein Mangel an stabilem Selbstvertrauen sowie Schwierigkeiten mit der eigenen Weiblichkeit führen oft zur Verkrampfung der inneren Geschlechtsorgane.

Jedoch auch organische Ursachen wie etwa entzündliche Prozesse, gutartige Wucherungen usw. können für Menstruationsstörungen verantwortlich sein. Gehen Sie deshalb unbedingt zum Frauenarzt, wenn Ihre Periode nicht nur gelegentlich sondern immer schmerzhaft verläuft, oder wenn andere Blutungsprobleme, wie etwa zu lange Blutungen hinzukommen.

Beträgt der Abstand zwischen den einzelnen Zyklen mehr als 5 Wochen, aber weniger als 3 Monate, so spricht man von einer *Oligomenorrhoe*, während zu kurze Zyklen, bei denen der Abstand zwischen den einzelnen Zyklen weniger als 22 Tage beträgt, als *Polymenorrhoe* bezeichnet werden. In beiden Fällen können wieder seelische Ursachen für die Rhythmusstörungen verantwortlich sein, da der Hormonkreislauf sehr empfindlich auf seelische Belastungen, Streß usw. reagieren kann. Doch natürlich können auch hier wieder organische Ursachen vorliegen.

Auch zu lange Periodenblutungen gehören zu den relativ häufig auftretenden Menstruationsstörungen. Zu lange Blutungen können schnell zu einer Blutarmut führen (siehe auch *Anämie*), weshalb auch immer die genauen Ursachen der Blutungsstörungen herauszufinden, und die Regelstörung entsprechend zu behandeln ist.

Behandlungstip

In der Gewürzheilkunde behandeln wir jede Form von Menstruationsstörungen mit Anis, Dill, Fenchel, Safran und Salbei.

Besonders wichtig ist die Einnahme eines Gewürzsuds, den Sie mit 2 Teilen Dill, 1 Teil Anis, 1 Teil Salbei und 1 Teil Safran zubereiten. Nehmen Sie zweimal täglich jeweils 3 Eßlöffel von diesem Gewürzsud ein. In vielen Fällen können auch warme Umschläge mit 1 Teil Anis, 1 Teil Salbei und 1 Teil Dill dazu beitragen, Schmerzen und Verkrampfungen zu lindern.

Auch mit Gewürztees oder Gewürzmilch mit 2 Teilen zerstampften Fenchelsamen und 2 Teilen Anis sollten Sie es einmal versuchen.

Migräne

Bei Migräne handelt es sich um anfallweise auftretende Kopfschmerzen, wobei die Schmerzen meist nur auf einer Kopfhälfte auftreten. Oft gehen einem Migräneanfall Beschwerden wie Sehstörungen, Lichtempfindlichkeit und Erbrechen voraus. Manchmal begleiten diese Beschwerden den Migräneanfall aber auch, der zuweilen stunden- oder sogar tagelang anhalten kann.

Die Migräne tritt besonders gehäuft bei Frauen auf. Migräne beginnt meist erst nach der Pubertät; in höherem Alter setzt eine Migräne jedoch nur noch sehr selten ein. Psychosomatiker haben herausgefunden, daß Migränepatienten oft unter ständigem Streß leiden, da sie nicht dazu in der Lage sind, auf natürliche Weise mit Belastungen umzugehen.

Oft tritt der Migräneanfall immer dann auf, wenn Streß plötzlich nachläßt, so etwa zu Beginn eines Urlaubs oder an Wochenenden, da die zuvor verengten Blutgefäße im Gehirn sich wieder weiten, wodurch die Schmerzen entstehen.

Natürlich sind außer seelischen Ursachen auch andere Faktoren zu nennen, die Migräne begünstigen. Häufig sind bestimmte Käsearten, Rotwein, Schokolade aber auch Wettereinflüsse an der Auslösung eines Migräneanfalls mitbeteiligt. Ein erhöhtes Risiko besteht bei Menschen, in deren Familien bereits Migräneanfälle aufgetreten sind.

Behandlungstip

Migräneanfälle werden meist mit Medikamenten behandelt, die auf Dauer leider erhebliche Nebenwirkungen haben. Wenn irgend möglich sollte auf diese Medikamente verzichtet werden.

Oft können das Ruhen in abgedunkelten Räumen, eine sanfte Massage durch den Partner oder einen Freund sowie Entspannungstechniken wesentlich dazu beitragen, den Migräneanfall zu beenden.

Auch die Gewürzheilkunde kennt einige Mittel, Migräneanfälle zu verhindern, beziehungsweise bereits bestehende Anfälle zu lindern. Vor allem Dill, Koriander, Mohn, Pfeffer und Salbei sind hervorragende Gewürze für die Bekämpfung der Migräne.

Wenn Sie des öfteren unter Migräne leiden, bereiten Sie sich einen Gewürzsud aus 2 Teilen gemahlenem Mohn, 1 Teil Pfeffer, 1 Teil Dill und 1 Teil Salbei zu. Nehmen Sie zweimal täglich je 3 Eßlöffel davon ein.

Für die innere Anwendung können Sie bei akuten Migräneanfällen außerdem einen Gewürztee aus 2 Teilen Salbei, 1 Teil Koriander und 1 Teil Pfeffer zubereiten und mit etwas Honig süßen.

Doch auch äußere Anwendungen helfen bei Migräne. Am besten eignen sich dazu Gewürzbäder. Für ein warmes Vollbad benötigen Sie 2 Teile Mohn (gemahlen), 1 Teil Pfeffer, 1 Teil Salbei und 1 Teil Zimt.

Mundschleimhautentzündung → Aphten

Mykosen → Hautpilze

Neurodermitis

Bei der Neurodermitis *(Atopische Dermitis)* handelt es sich um eine Hauterkrankung, die zum Teil erblich bedingt ist, zum größeren Teil jedoch wohl auf die zunehmende Belastung unserer Umwelt mit Giftstoffen zurückzuführen sein dürfte. Bei der Neurodermitis bilden sich an der Hautoberfläche ekzemartige, entzündliche Stellen mit Bläschen. Dabei klagen die Betroffenen gleichzeitig über quälenden Juckreiz. Im Verlauf der Erkrankung können aber auch allergische Erscheinungen wie Heuschnupfen, Bronchialasthma oder Bindehautentzündungen auftreten, manchmal können diese jedoch auch dem Ausbruch der Neurodermitis vorausgehen.

Die Neurodermitis tritt vorwiegend bei Kindern und Jugendlichen, oft sogar schon bei Säuglingen auf (Säuglingsekzem oder Milchschorf), wobei die Schuppenbildung zunächst im Kopfbereich an Kopfhaut, Augenlidern und Wangen, später auch an Kniekehlen und Ellbogen auftritt.

Obwohl eine erbliche Veranlagung gegeben ist, heißt dies noch nicht, daß jeder, der die Veranlagung zur Neurodermitis besitzt, auch an ihr erkrankt. Inzwischen sind einige Faktoren bekannt, die den Ausbruch der Neurodermitis begünstigen. Hier kommen neben den oben genannten Umweltgiften einmal Nahrungsmittelallergien gegen Milch, Eiweiß, Zitrusfrüchte oder Nüsse sowie gegen Hausstaub, Tierhaare und Pollen, ferner extreme Temperaturschwankungen, Wolltextilien und andere Faktoren in Frage.

Leider sind die Erfolge der schulmedizinischen Therapie bei Neurodermitis im allgemeinen eher unzureichend. Kortisonsalben helfen meist nur kurzfristig, denn Kortison hemmt zwar die Entzündung, doch heilt es die Neurodermitis nicht.

So verwundert es auch nicht, daß inzwischen zahlreiche Selbsthilfegruppen gegründet wurden, die sich um eine ganzheitliche Behandlung der Neurodermitis bemühen. Viele der Betroffenen haben die Erfahrung gemacht, daß strenge Diäten, bei denen auf alle unverträglichen Nahrungsmittel verzichtet wird, zu vollkommener Beschwerdefreiheit führten, was durch die klassische medizinische Behandlung selten erreicht wird.

Die ganzheitliche Ansatzweise richtet ihr Augenmerk auch auf seelische Belastungen, die an dem Ausbruch einer Neurodermitis maßgeblich beteiligt sind. So ist es von großer Bedeutung, herauszufinden, welche ungelösten Konflikte es sind, die die emotionale Stabilität stören.

Behandlungsunterstützung

In der Gewürzheilkunde kennen wir einige Gewürze, die die Behandlung einer Neurodermitis unterstützen können. Dazu gehören vor allem Fenchel, Liebstöckel, Vanille, Wacholder und Zimt.

Um den Heilungsprozeß von innen heraus zu aktivieren, bereiten wir einen Gewürzsud mit 2 Teilen Vanille, 1 Teil Fenchel (zerstampfte Fenchelsamen), 1 Teil Zimt und 1 Teil Liebstöckel zu. Von diesem Gewürzsud nehmen wir viermal am Tag je 1 Eßlöffel ein.

Auch äußere Anwendungen können die Heilung unterstützen. Jedoch sind heiße Bäder, Duschen etc. zu vermeiden. Überhaupt sollte die Haut möglichst selten mit Seifen und Reinigungslotionen gewaschen werden.

Eine ein- bis zweimalige Ganzkörperwaschung mit lauwarmem Wasser wird sich in den meisten Fällen aber durchaus günstig auswirken. Verwenden Sie für das Gewürzwasser 1 Teil Fenchel, 1 Teil Wacholder und 2 Teile Liebstöckel. Sollte die äußere Anwendung einmal nicht vertragen werden, so genügt es, sich auf die Einnahme des Gewürzsuds zu beschränken.

Nierenentzündung

Bei der Nieren- und der Nierenbeckenentzündung handelt es sich um eine häufig auftretende und ernstzunehmende Krankheit, die meistens durch bakterielle Infektionen ausgelöst wird. Die Entzündung kann akut verlaufen, sie kann aber auch chronisch werden.

Frauen erkranken wesentlich häufiger an Nieren- und Nierenbeckenentzündungen (bei einer Nierenbeckenentzündung ist immer auch das Nierengewebe mitbetroffen), was daran liegt, daß die kürzere Harnröhre den Bakterien das Eindringen über die Harnwege erleichtert. Meist treten Nierenentzündungen auf, nachdem man der Kälte oder Nässe ausgesetzt war. Doch auch unentdeckte Harnleitersteine können Entzündungen verursachen.

Bei Nieren- und Nierenbeckenentzündungen kommt es schnell zu Beschwerden wie Müdigkeit, Erschöpfung, Fieber und Rückenschmerzen beziehungsweise Nierenkoliken, die auch mit Übelkeit und Erbrechen einhergehen können.

Im Gegensatz zur akuten Nierenentzündung verläuft die chronische schubweise. Die Symptome sind ähnlich, jedoch meist nicht so heftig wie bei der akuten Entzündung.

Bei Verdacht auf Nieren- oder Nierenbeckenentzündungen ist unbedingt der Arzt zu informieren, da akute Nierenentzündungen besonders für schwangere Frauen sehr gefährlich werden können. Darüber hinaus besteht aber auch immer die Gefahr, daß eine Nierenentzündung zur Bildung einer Schrumpfniere führt, wodurch die Nierenfunktion stark gefährdet wird. Durch das Versagen der Nierenfunktion kann dann schließlich eine Harnvergiftung entstehen, und die Folge ist, daß das Leben des Betroffenen nur durch den Einsatz einer künstlichen Niere oder durch eine Nierentransplantation verlängert werden kann.

Behandlungsunterstützung

Jede Nieren- oder Nierenbeckenentzündung bedarf der ärztlichen Behandlung. Als Zusatzmaßnahme, besonders aber auch bei chronischen Entzündungen können Sie durch den Einsatz von Gewürzen einiges tun, um die Heilung zu fördern.

Die paarweise angeordneten Nieren symbolisieren auf psychischer Ebene die Partnerschaft, und wenn man davon spricht, daß „einem etwas an die Nieren gegangen ist", so wird sich dies in den meisten Fällen auf Probleme mit einem anderen Menschen beziehen.

Gewürze wie Knoblauch, Liebstöckel, Mohn, Paprika, Sellerie und Thymian unterstützen nicht nur die Nierenfunktion und wirken entzündungswidrig, sie schaffen auch im seelischen Bereich die notwendigen Voraussetzungen, um herrschende Konflikte genauer zu erkennen und diese schneller zu lösen.

Für die innere Anwendung bereiten Sie einen Gewürzsud zu. Für den Sud benötigen Sie jeweils 1 Teil Knoblauch, Liebstöckel, gemahlenen Mohn und Thymian. Nehmen Sie dreimal täglich je 2 Eßlöffel davon ein.

Unterstützen Sie die Heilung ferner, indem Sie täglich eine große Tasse Gewürztee mit 2 Teilen Thymian und 1 Teil Liebstöckel trinken.

Bei Nieren- oder Nierenbeckenentzündung sollten Sie darauf achten, daß Ihre Füße stets warm sind. Bei kalten Füßen nehmen Sie ein heißes Fußbad mit 2 Teilen Paprika und 1 Teil Sellerie.

Nierensteine

Durch chronische Harnwegsinfekte, Schilddrüsenkrankheiten, langjährige Schmerzmitteleinnahme, zu geringe Flüssigkeitszufuhr und eine Ernährung, die die Steinbildung fördert, kann es zu Nierensteinen kommen.

Nierensteine können jahrelang keine Beschwerden verursachen, sobald die Steine jedoch zu wandern beginnen, kann es zu Nierenkoliken kommen, die mit dumpfen, stechenden Schmerzen einhergehen. Bei Nierensteinen wird man zunächst versuchen, die Steine durch viel Flüssigkeit und krampflösende Medikamente auszuspülen. Gelingt dies nicht, so ist eine Steinzertrümmerung mit Hilfe von Ultraschall, in schwerwiegenden Fällen auch eine Operation notwendig.

Die psychische Problematik bei Nierensteinen entspricht im großen und ganzen der, die schon beim Thema Nierenentzündung (siehe oben) angesprochen wurde.

Wenn Sie unter Nierensteinen leiden, sollten Sie möglichst viel trinken. Hierzu eignen sich unter anderem auch Gewürztees, die Sie entweder mit 1 Teil Gewürznelke (im Mörser zerstampfen) und 1 Teil Paprika, oder auch mit 2 Teilen Mohn (gemahlen) und 1 Teil Paprika zubereiten. Sie sollten jedoch nie mehr als eine große Tasse Gewürztee am Tag trinken, die restliche Flüssigkeitszufuhr hat durch Mineralwasser und Säfte zu erfolgen.

Wenn Ihre Nierensteine aus Kalziumoxalat bestehen, was recht häufig der Fall ist, sollten Sie auf Milchprodukte und Milch sowie auf Spinat, Tomaten und Rhabarber verzichten.

Bei Nierensteinleiden sollten Sie sich unbedingt auch einen Gewürzsud mit 2 Teilen Sellerie, 1 Teil Thymian und 1 Teil Gewürznelke zubereiten und jeweils dreimal täglich 1 Eßlöffel davon einnehmen.

Osteoporose

Bei der Osteoporose beziehungsweise beim Knochenschwund handelt es sich um eine Knochenerkrankung, die meist altersbedingt ist und mit örtlichem oder auch allgemeinem Abbau der Knochensubstanz einhergeht.

Natürlich ist ein gewisses Maß an Abbau der Knochenmasse im Alter ganz normal, und tatsächlich hat jeder Mensch, der das siebzigste Lebensjahr erreicht hat, durchschnittlich ein Drittel seiner Knochenmasse verloren. Von Osteoporose spricht man aber erst, wenn der Knochenschwund über das normale Maß hinausgeht und Beschwerden verursacht.

Bei der Osteoporose kommt es zu Rückenschmerzen, außerdem erhöht sich die Gefahr von Knochenbrüchen erheblich. Vor allem Frauen sind von der Osteoporose betroffen, was daran liegt, daß mit den Wechseljahren auch die schützenden Östrogene abnehmen. Doch Knochenschwund wird nicht nur durch Hormonmangel, sondern auch durch eine unzureichende Versorgung mit Kalzium, durch Krankheiten der Nebenschilddrüsen und durch die langjährige Einnahme von Rheumamitteln und anderen kortisonhaltigen Medikamenten begünstigt.

Die Knochen symbolisieren Festigkeit und Stabilität. Probleme mit den Knochen bekommen besonders Menschen, die zu weich und zu nachgiebig sind und dadurch ihre Standfestigkeit und Stabilität verlieren. Von daher ist es auch kein Wunder, daß vor allem Frauen von Osteoporose betroffen sind, da sie trotz aller Emanzipation in vielen Fällen noch immer dazu neigen, bei Schwierigkeiten nachzugeben, statt mit Widerstand zu reagieren.

Behandlungstip

Durch viel Bewegung, kalziumreiche Ernährung und eine gewisse Schonung beim Tragen schwerer Gegenstände können Sie schon viel gegen die Osteoporose tun.

Die Gewürzheilkunde behandelt die Osteoporose mit Ingwer, Kardamom, Mazis und Zimt.

Bereiten Sie einen Gewürzsud zu, indem Sie 2 Teile Ingwer, 1 Teil Kardamom und 1 Teil Mazis verwenden. Nehmen Sie dreimal täglich je 2 Eßlöffel von diesem Gewürzsud ein.

Trinken Sie außerdem täglich eine Gewürzmilch, der Sie 2 Teile Zimt und 1 Teil Ingwer sowie etwas Honig beimischen.

Bei schmerzhaften Beschwerden können Sie sich durch warme Gewürzbäder Linderung verschaffen. Für ein Vollbad benötigen Sie 2 Teile Kardamom, 1 Teil Zimt und 1 Teil Mazis.

Potenzschwäche → Impotenz

Prostatabeschwerden

Prostatabeschwerden entstehen durch Erkrankungen der Prostata selbst oder der Vorsteherdrüse, und obwohl die Ursachen für diese Erkrankungen sehr vielfältig sein können, sind die Beschwerden doch immer ähnlich. Bei der Prostatitis, der Prostataentzündung, die durch Bakterien hervorgerufen wird, kommt es zu starkem, häufigen Harndrang sowie zu Schmerzen beim Wasserlassen. Manchmal kommt es darüber hinaus auch zu Störungen beim Stuhlgang und zu blutigem oder eitrigem Urin. Gerade bei der akuten Prostatitis tritt häufig auch Fieber auf. Außerdem kann es bei Prostataentzündungen zu Hodenschmerzen und Potenzstörungen oder Libidoverlust kommen.

Eine akute oder chronische Entzündung der Prostata macht jedoch nur etwa ein Drittel aller Krankheitsfälle aus. In anderen Fällen sind vor allem junge, ehrgeizige Männer um die 30 von Prostatabeschwerden betroffen, ohne daß organische Störungen oder Entzündungen vorliegen. Hierbei sind es vor allem psychische Fehlhaltungen, die die körperlichen Beschwerden verursachen. Gerade Probleme im sexuellen Bereich aber auch Partnerprobleme können häufig zu Prostatabeschwerden führen.

Da jedoch immer auch ernstere Erkrankungen zugrunde liegen können, ist natürlich immer ein Arzt aufzusuchen, wenn es zu Problemen wie Störungen beim Wasserlassen, vorzeitigen Samenergüssen, Erektionsschwäche, Ausfluß aus der Harnröhre, Hodenschmerzen usw. kommt.

Behandlungsunterstützung

Für die ergänzende Behandlung von Prostatabeschwerden, gleichgültig ob es sich um entzündliche Prozesse, Prostatavergrößerungen oder durch mechanische Reize hervorgerufene Beschwerden handelt, verwenden wir in der Gewürzheilkunde Liebstöckel, Safran, Sellerie und Thymian.

Bereiten Sie sich einen Gewürzsud zu, für den Sie 2 Teile Liebstöckel, 1 Teil Safran und 1 Teil Sellerie benötigen. Nehmen Sie dreimal täglich je 3 Eßlöffel davon ein.

Auch Gewürztees mit 3 Teilen Sellerie, 1 Teil Safran und 1 Teil Thymian unterstützen die Heilung.

Weiterhin sind für die Behandlung der Prostata warme Bäder zu empfehlen. Für ein Vollbad benötigen Sie 2 Teile Liebstöckel und 1 Teil Thymian.

Rheuma

Rheuma oder Rheumatismus ist eine Sammelbezeichnung für zahlreiche Erkrankungen, die zwar alle zum rheumatischen Formenkreis zählen, jedoch sehr unterschiedlich verlaufen können.

Tatsächlich umfaßt der Begriff „Rheuma" an die hundert unterschiedliche Krankheitsformen. Dazu gehören der Weichteilrheumatismus, der Muskeln, Bänder, Sehnen und Schleimbeutel befallen kann, ferner entzündliche Rheumaformen wie die Polyarthritis, bei der es zu schmerzenden Fingergelenken, steifen Gelenken, Schmerzen in der Halswirbelsäule, Gefühllosigkeit in den Fingern und Müdigkeit kommt, darüber hinaus das rheumatische Fieber, die Bechterewsche Krankheit und viele mehr.

Zum Weichteilrheumatismus zählt man beispielsweise Erkrankungen wie die schmerzhafte Schultersteife, den „Tennisarm" oder das Karpaltunnel-Syndrom, bei dem Schmerzen in der Handfläche auftreten, die sich über den ganzen Arm und die Schulter ausbreiten können. Vor allem Überlastungen, einseitige Belastungen und Fehlhaltungen sowie auch psychische Probleme – oft in Form von Partnerkonflikten – begünstigen die Entstehung von Weichteilrheumatismus.

Auch die Arthrose, die eine typische Abnutzungserscheinung ist und Gelenkschmerzen, Schwellungen und Unbeweglichkeit der Gelenke verursacht, gehört zu den rheumatischen Erkrankungen. Ferner werden auch Gicht und Arthritis, denen wir eigene Abschnitte gewidmet haben, oft einfach nur als Rheuma bezeichnet.

Obwohl die rheumatischen Erkrankungen zum Teil sehr unterschiedlich verlaufen, konfrontieren sie uns auf psychischer Ebene doch alle mit den Themen „Bewegung" und „Ruhe". Gleichgültig, um welche Rheumaform es sich handelt, immer werden wir durch die Erkrankung vor allem in unserer Bewegung eingeschränkt sein. Oft ist Rheumatismus daher auch ein Signal der Seele, das uns zeigen soll, daß wir den Ruhepol in unserem Leben bisher möglicherweise vernachlässigt haben.

Darüber hinaus sollte man als Rheumapatient aber auch einen Blick auf das Thema „Flexibilität" werfen und untersuchen, ob vielleicht seelische Probleme erkennbar werden, die mit einem Mangel an Flexibilität zusammenhängen, einem Mangel, der sich nun auf körperlicher Ebene manifestiert.

Behandlungsunterstützung

Die Gewürzheilkunde setzt sowohl beim Weichteilrheumatismus als auch bei chronischer Polyarthritis, degenerativer Arthrose usw. vor allem Ingwer, Mohn, Muskatnuß, Pfeffer, Sellerie und Senf ein.

Wenn Sie unter Rheuma leiden, sollten Sie über mehrere Wochen dreimal täglich jeweils 2 Eßlöffel eines Gewürzsuds einnehmen, den Sie mit 1 Teil Ingwer, 2 Teilen Pfeffer, 1 Teil gemahlenen Senfkörnern und 1 Teil Muskatnuß zubereiten.

Vor allem bei Arthrose und Weichteilrheumatismus eignen sich warme Vollbäder. Verwenden Sie für die Gewürzbäder 2 Teile gemahlenen Mohn, 1 Teil Sellerie und 1 Teil Ingwer. Baden Sie zwei- bis dreimal in der Woche, wobei die Badedauer nicht mehr als 20 Minuten betragen sollte.

Bei chronischer Polyarthritis, vor allem dann, wenn Gelenke akut entzündet sind, wenden Sie kalte Umschläge an, die Sie etwa 30 Minuten aufliegen lassen. Für die Umschläge benötigen Sie 1 Teil Ingwer, 1 Teil Senf und 2 Teile Muskatnuß.

Schnupfen

Erkältungen und Schnupfen werden meist durch Viren ausgelöst. Diese Erkrankungen kommen bei uns sehr häufig vor, sind im Grunde jedoch harmlos. Beim Schnupfen läuft die Nase, die Nasenschleimhaut ist gerötet, und es wird vermehrt Sekret produziert. Im Gegensatz zur Grippe (siehe auch dort) klingen Erkältungen nach drei bis vier Tagen wieder ab und gehen viel seltener mit Kopfschmerzen, Abgeschlagenheit und anderen Unannehmlichkeiten einher.

Dennoch kann es durch Infektionen der Nasennebenhöhlen zu Nebenhöhlenentzündungen kommen, wodurch der Schnupfen dann wesentlich länger dauern kann.

Oft sind Schnupfen und Erkältungen nicht mehr und nicht weniger als ein Indiz dafür, daß wir „die Nase voll haben", uns überlastet fühlen und uns insgeheim ein wenig Ruhe vor dem Alltagsstreß wünschen, die wir uns dann auch gönnen sollten.

Behandlungstip

Erkältungen und Schnupfen lassen sich gut mit Anis, Ingwer, Liebstöckel, Chili, Pfeffer, Salbei, Senf und Thymian behandeln.

Wenn Sie einmal wieder unter einer Erkältung leiden, sollten Sie sich einen Gewürztee mit 2 Teilen Anis, 1 Teil Ingwer und 1 Teil Salbei zubereiten und vor dem Schlafengehen eine große, mit Honig gesüßte Tasse davon trinken.

Für einen Gewürzsud benötigen Sie 2 Teile Liebstöckel, 1 Teil Chili, 1 Teil gemahlene Senfkörner und 1 Teil Anis. Nehmen Sie bis zu viermal am Tag je 1 Eßlöffel davon ein.

Auch Inhalationen mit 2 Teilen Thymian, 1 Teil Ingwer und 1 Teil Chili helfen gegen Schnupfen und Erkältungen.

Schwindelgefühl → Kreislaufschwäche

Sodbrennen

Das Sodbrennen *(Pyrosis)*, bei dem es zu einer Rückführung des Mageninhalts in die Speiseröhre kommt, wird von einem brennenden Gefühl im Bereich der unteren Speiseröhre begleitet. Dieses Brennen entsteht durch eine Schließmuskelstörung der Speiseröhre.

Sodbrennen wird zumeist durch eine Übersäuerung des Magens hervorgerufen. Reizstoffe wie Koffein, Alkohol, Nikotin, zu scharf gewürzte oder sehr fette Speisen sind für diese Übersäuerung verantwortlich, weshalb diese Speisen bei Sodbrennen auch zu meiden sind. Vorsichtshalber sollte aber auch der Genuß von Süßigkeiten eingeschränkt werden.

Doch auch seelische Ursachen begünstigen das Auftreten von Sodbrennen. Eine Übersäuerung des Magens ist oft ein Zeichen dafür, daß wir „sauer sind", unseren Ärger und unsere Aggressionen jedoch hinunterschlucken, so daß sie sich letztlich gegen uns selbst richten.

Jedoch können nicht nur die mangelnde Fähigkeit, Aggressionen zum Ausdruck zu bringen, sondern auch übersteigerte, heftige Aggressionen zu einer Übersäuerung des Magens und Sodbrennen führen.

Behandlungstip

Durch Gewürze wie Knoblauch, Kurkuma, Mohn und Pfeffer können wir die körperlichen und seelischen Voraussetzungen schaffen, die dafür sorgen, daß es nicht mehr zu Sodbrennen kommen wird.

Bereiten Sie einen Gewürzsud mit 2 Teilen Knoblauch, 1 Teil gemahlenem Mohn und 1 Teil Pfeffer zu. Nehmen Sie dann viermal täglich je 2 Eßlöffel von diesem Sud ein.

Wenn Sie akut unter Sodbrennen leiden, so bereiten Sie sich eine Gewürzmilch zu, indem Sie 3 Teile gemahlenen Mohn und 1 Teil Kurkuma verwenden. Süßen Sie die Milch mit etwas Honig, und trinken Sie sie erst, wenn sie nur noch lauwarm ist.

Auch morgendliche Ganzkörperwaschungen mit 2 Teilen Knoblauch und 1 Teil Kurkuma unterstützen die Behandlung von Sodbrennen und Magenübersäuerung.

Übelkeit → Erbrechen

Übergewicht

Obwohl überflüssige Pfunde bis zu einem bestimmten Grad an sich nicht krankhaft sind, ist Übergewicht doch ein Risikofaktor, der die Entstehung zahlreicher Zivilisationserkrankungen fördert. So leiden Übergewichtige beispielsweise sehr viel häufiger unter Zuckerkrankheit, Lebererkrankungen und Herzerkrankungen, aber auch bei Operationen sind sie wesentlich gefährdeter als ihre normalgewichtigen Zeitgenossen.

Hierzulande gelten immerhin an die 40 Prozent der Bevölkerung als übergewichtig. Doch ab wann hat man eigentlich Übergewicht?

Es gibt eine einfache Formel, nach der wir ausrechnen können, wo unser Normalgewicht in etwa liegen sollte. Bei Männern gilt: Körpergröße in cm minus 100, bei Frauen Körpergröße in cm minus 100 minus 10 Prozent. Obwohl das Idealgewicht noch etwas niedriger angesetzt wird, brauchen wir auch bei Normalgewicht keine gesundheitlichen Schädigungen zu befürchten.

Abgesehen von wenigen krankhaften Ausnahmen, entsteht Übergewicht ganz einfach dadurch, daß wir zuviel und vor allem auch zu fett essen. Leider nützen die vielen Diäten, mit denen Übergewichtige sich oftmals quälen, letztlich gar nichts. Statt irgendwelcher Radikalkuren ist es sehr viel sinnvoller, seine gesamte Ernährungsweise umzustellen.

Oft genügt es schon, besonders fettreiche Nahrungsmittel wie fetten Käse, Sahne, Schweinefleisch usw. vom Speiseplan zu streichen und dafür mehr Salate, Rohkost und Gemüse zu essen. Wenn Sie lernen, sich ausgewogen zu ernähren und leere Kalorien, wie sie natürlich auch in Alkohol, Süßigkeiten usw. stecken, zu meiden, werden Sie zwar nicht so schnell, dafür aber wirklich dauerhaft abnehmen.

Doch oft liegt das eigentliche Problem beim Übergewichtigen auch im seelischen Bereich. Wer immerzu Appetit verspürt und dem Drang nach Süßigkeiten und üppigen Speisen immer wieder unterliegt, sucht sehr wahrscheinlich im Essen nach einer Befriedigung, die ihm in seinem Leben nicht zuteil wird. Der „Freßsüchtige" sollte sich daher auch immer fragen, welche tieferen Bedürfnisse bei ihm zu kurz kommen und wodurch die innere Leere entsteht, vor der er zu fliehen versucht, indem er diese Leere im seelischen Bereich auf der körperlichen Ebene durch zuviel Nahrungsmittel auszugleichen versucht.

Behandlungstip

Anis, Chili und Knoblauch sind hervorragend geeignet, wenn es darum geht, alte Ernährungsgewohnheiten umzustellen, um sich künftig gesünder und vollwertiger zu ernähren und dadurch auch abzunehmen.

Bereiten Sie sich einen Gewürzsud zu. Verwenden Sie dazu 2 Teile Anis, 1 Teil Chili und 1 Teil Knoblauch. Nehmen Sie von diesem Gewürzsud dreimal täglich je 2 Eßlöffel ein.

Trinken Sie außerdem zwei- bis dreimal in der Woche eine große Tasse Gewürztee, am besten morgens noch vor dem Frühstück. Für diesen Gewürztee benötigen Sie 2 Teile Anis und 1 Teil Chili. Mischen Sie eine kleine Menge Schwarztee hinzu, und süßen Sie das Ganze mit einem Teelöffel Honig.

Vergiftungen

Wann immer es zu plötzlichem Erbrechen, unerwarteten Durchfällen, Krämpfen oder krampfartigen Schmerzen sowie auch zu Atemstörungen oder Kreislaufschwäche kommt, kann der Grund dafür eine Vergiftung sein. Die verschiedensten Substanzen können zu Vergiftungen führen, so beispielsweise Medikamente, Alkohol, Benzin, Säuren und Laugen, giftige Beeren, Pilze usw. aber natürlich auch Drogen wie Kokain oder Morphium.

Bei Vergiftungen, die auch tödlich enden können, ist natürlich immer sofort der Notarzt zu rufen.

Es gibt einige Gewürze, die bei der Entgiftung helfen, doch sind sie natürlich kein Heilmittel gegen die obengenannten, dramatischen Vergiftungen. Zwar können diese Gewürze nach der Entlassung aus dem Krankenhaus dazu beitragen, den Körper wieder in Schwung zu bringen, doch die Hauptanwendung liegt bei weniger dramatischen, letztlich aber auch sehr gefährlichen Vergiftungen. Wir meinen hiermit jene Einwirkungen durch Umweltgifte, Schwermetalle, Amalgam, Nahrungsmittelzusatzstoffe usw., denen wir heutzutage ständig ausgesetzt sind.

Im Gegensatz zu akuten Vergiftungen, wie sie durch Selbstmordversuche, Überdosierung von Medikamenten, exzessiven Alkohol- oder Drogenkonsum etc. entstehen, sind diese subtileren Vergiftungen sehr viel verbreiteter, und letztlich leiden wir alle an diesen Belastungen.

Gerade gegen diese Art von schleichender Vergiftung können wir mit Hilfe der Gewürzheilkunde etwas unternehmen, indem wir Gewürze einsetzen, die dem Körper bei seinen natürlichen Entgiftungsmechanismen zu Hilfe kommen.

Doch vergessen wir auch nicht, daß es eine noch subtilere Art der Vergiftung gibt: die „psychische Vergiftung", die durch das Hegen negativer Gedanken und Stimmungen hervorgerufen wird. Durch Ärger, Eifersucht, Sorgen, Neid und vielfältige Ängste, die uns auf seelischer Ebene vergiften, wird früher oder später natürlich auch der Körper zu leiden haben. Deshalb ist es immer wichtig, sich nicht nur um die körperlichen Beschwerden zu kümmern, sondern vor allem auch seelische Disharmonien auszugleichen.

Behandlungsunterstützung

Nehmen Sie dreimal täglich einen Gewürzsud ein, den Sie aus 3 Teilen Fenchel (zerstampfte Fenchelsamen), 1 Teil Knoblauch und 1 Teil Liebstöckel anfertigen. Nehmen Sie jeweils 2 Eßlöffel ein, und führen Sie diese Behandlung über mehrere Wochen fort.

Durch Ganzkörperwaschungen können Sie nicht nur die Abwehrkräfte steigern, sondern auch die Entgiftung und Entschlackung fördern. Führen Sie dazu zweimal in der Woche eine Ganzkörperwaschung mit 2 Teilen Liebstöckel und 1 Teil Knoblauch durch.

Ferner können Sie Ihrem Körper bei der Entgiftung helfen, indem Sie immer ausreichend trinken. Vor allem Tees und Mineralwasser sind hier besonders zu empfehlen. Ein guter Entschlackungs- und Entgiftungstee ist Fencheltee, den Sie entweder selbst zubereiten, indem Sie einen Teelöffel zerstampfte Fenchelsamen verwenden oder notfalls auch einmal Beuteltee kaufen können.

Verstopfung → Darmträgheit

Warzen

Bei Warzen handelt es sich um herdförmige Wucherungen der Hautschichten. Man kann zwischen Jugendwarzen (*Verrucae planae juvenilis*), die fast nur bei Kindern auftreten, Alterswarzen *(Verrucae seborrhoicae)* und den gewöhnlichen, harten Warzen (*Verrucae vulgares*) unterscheiden.

Die meist hügeligen, hornigen Warzen können am ganzen Körper auftreten. Sie werden durch winzige Viren hervorgerufen und sind daher durch direkten Hautkontakt übertragbar.

Ebenso wie bei anderen Hauterkrankungen sind auch bei Warzen psychische Faktoren zu berücksichtigen. Da Warzen, besonders wenn sie im Gesicht oder an den Händen auftreten, als abstoßend angesehen werden, können hier unterbewußte Mechanismen am Werk sein, die auf die Schwierigkeit, mit anderen Menschen körperlichen Kontakt einzugehen, hindeuten.

Behandlungstip

Für die Behandlung von Warzen fertigen Sie einen Gewürzsud an, für den Sie 2 Teile Galgant, 1 Teil Liebstöckel, 1 Teil Sellerie und 1 Teil Vanille verwenden. Nehmen Sie zweimal täglich 2 Eßlöffel davon ein.

Bei hartnäckigen Warzen sollten Sie es einmal mit einer Gewürzkompresse versuchen. Benutzen Sie dazu einen Wattebausch, den Sie in ein Gewürzwasser aus 3 Teilen Vanille und 1 Teil Galgant eintauchen. Lassen Sie die Kompresse mindestens 10 Minuten lang einwirken, und wiederholen Sie diese Anwendung über mehrere Tage hinweg jeweils zweimal täglich.

Wunden

Wunden können durch äußere Gewalteinwirkung wie Schürfungen, Schnitte, Stiche usw. entstehen. Durch die Hautverletzung treten Blutungen auf, und es versteht sich von selbst, daß bedrohliche, arterielle Blutungen bis zum Eintreffen des Arztes abgebunden werden müssen.

Kleinere Blutungen kommen durch das Anlegen eines Druckverbands meist schnell zum Stillstand. In jedem Fall sollte man Wunden jedoch desinfizieren.

Bis auf sehr wenige Ausnahmen, wo man Opfer eines Angriffs ist, fügt man sich Wunden durch unvorsichtiges Verhalten selbst zu. Die ganzheitliche Betrachtungsweise läßt hierbei das Argument des Zufalls nicht gelten. Man stürzt beispielsweise nicht einfach zufällig zu Boden und schneidet sich nicht zufällig in den Finger, sondern immer herrscht hier auch ein Mangel an Vorsicht und Achtsamkeit gegenüber dem eigenen Körper.

Ist Ihnen schon aufgefallen, daß manche Menschen Unfälle geradezu „magisch" anziehen, während andere völlig davon verschont bleiben? Selbst bei Verletzungen ist daher eine psychische Komponente im Spiel, die in der Gewürzheilkunde mit berücksichtigt wird.

Behandlungstip

Um die Wundheilung zu beschleunigen und unschöne Narbenbildungen zu vermeiden, pflegen Sie die Wunden mit kühlen Kompressen. Benutzen Sie dazu Wattebäuschchen, die Sie in ein Gewürzwasser aus 2 Teilen Knoblauch und 1 Teil Thymian eintauchen.

Sobald die Wunden verkrustet sind, können Sie eine Wundsalbe mit etwas Thymian anreichern. Geben Sie auf eine Handvoll Salbe eine kleine Prise fein gemahlenen Thymian.

Um das Abheilen der Wunden zu beschleunigen, bereiten Sie einen Gewürzsud aus 2 Teilen Knoblauch, 1 Teil Mohn und 1 Teil Zimt. Nehmen Sie zweimal täglich 1 Eßlöffel davon ein.

Wurmbefall

Wurmerkrankungen sind in letzter Zeit wieder etwas häufiger geworden, was nicht zuletzt auch an der ständig wachsenden Anzahl von Fernreisen liegt. Wenn der Arzt Wurmeier, Wurmlarven, ganze Würmer oder Teile von Bandwürmern nachgewiesen hat, was nur durch die genaue Untersuchung der Stuhlprobe möglich ist, wird eine Wurmkur verordnet.

Man unterscheidet verschiedene Wurmleiden, die unterschiedliche Beschwerden verursachen. So erzeugen Madenwürmer beispielsweise ein Jucken an After und Darm, während Spulwürmer Darmkoliken, Durchfall und Bronchitis verursachen.

Durch infizierte Süßwasserfische wird der Fischbandwurm übertragen, der zu Anämie, Darmverschlingung und zuweilen zu Blutvergiftungen führt, während der Rinderbandwurm, der durch rohes oder ungenügend gekochtes Rindfleisch übertragen wird, Blinddarmentzündungen und Bauchschmerzen hervorruft usw.

Die bei uns am häufigsten vorkommenden Parasiten sind Spul-, Band- und Madenwürmer. Die „importierten" tropischen Wurmarten sind oft sehr schwer zu behandeln.

Behandlungsunterstützung

Als ergänzende Therapie kann man bei Wurmbefall Anis, Knoblauch und Wacholder einsetzen.

Ergänzen Sie die vom Arzt verschriebene Wurmkur durch die Einnahme eines Gewürzsuds. Bereiten Sie sich den Gewürzsud mit 2 Teilen Anis, 1 Teil Knoblauch und 1 Teil zerstampften Wacholderbeeren zu. Nehmen Sie dreimal täglich je 3 Eßlöffel vom Gewürzsud ein.

Zusätzlich sollten Sie jeden Abend einen Gewürztee aus 3 Teilen Anis und 2 Teilen Knoblauch trinken.

Zahnschmerzen

Wie so viele andere Leiden unserer Zeit, so sind auch Zahnschmerzen die Ursache unserer allzu zivilisierten Lebensweise. Durch denaturierte Kost, raffinierten Zucker in Form von Bonbons, Schokolade und anderen Süßigkeiten – wie auch Limonaden und Auszugsmehle – bildet sich auf den Zähnen ein Zahnbelag *(Plaque)*, der aus Mikroorganismen besteht und den Zahnschmelz angreift. Die Folge sind Zahnfäule beziehungsweise Karies, die sich um so schneller verbreiten kann, wenn es auch noch an gründlicher Zahnpflege mangelt.

Abgesehen von den äußeren Ursachen gibt es aber auch noch, psychische Ursachen, denn schließlich gibt es auch Menschen, die Süßes essen, sich selten die Zähne putzen und dennoch frei von Karies bleiben. In der Zahnsymbolik finden wir einen Anhaltspunkt dafür, daß wir uns nicht richtig „durchbeißen" können, was bedeutet, daß es uns schwerfällt, unsere Aggressionen auszudrücken.

Behandlungsunterstützung

Natürlich muß man bei Zahnschmerzen immer den Zahnarzt aufsuchen und Karies behandeln lassen. Bei akuten Schmerzen kann man sich bis zum Zahnarzttermin mit dem Kauen von ein bis zwei Gewürznelken behelfen, da die Schmerzen dadurch gelindert werden.

Um die inneren Ursachen von Karies zu beheben und den Zahnschmelz zu stärken, nehmen wir viermal täglich einen Gewürzsud ein. Bereiten Sie sich diesen Gewürzsud mit 2 Teilen Gewürznelke (zerstampft), 1 Teil gemahlenem Mohn und 1 Teil Pfeffer zu.

Darüber hinaus sollten Sie regelmäßig zweimal am Tag, und zwar möglichst morgens und abends nach dem Zähneputzen, mit einer Gewürzlösung gurgeln. Für das Gurgelwasser benötigen Sie 2 Teile Thymian und 1 Teil Gewürznelke. Bevor Sie das Gurgelwasser verwenden, seihen Sie die festen Bestandteile der Gewürze ab, und lassen Sie das Wasser abkühlen.

Zuckerkrankheit → Diabetes

Zwölffingerdarmgeschwür → Magengeschwür